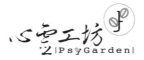

MentalHealth

黑暗來襲，風暴狂飆，讓生命承載著脆弱與艱辛
猶如汪洋中一塊浮木，飄向無盡混沌迷霧
勇敢接受生命中的不完美，視為珍寶禮物
懷著信心、希望與愛，重燃生命，點亮靈魂！

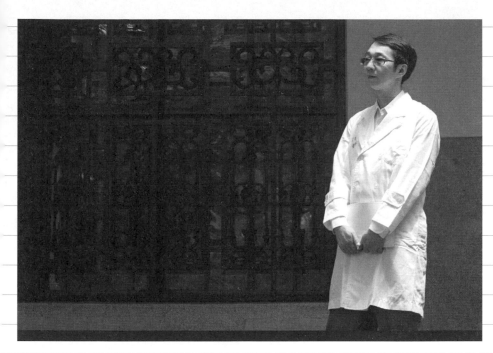

精神疾病的
家族密碼

著———劉智民

談精神醫學與遺傳基因

天性代表遺傳基因，養育代表生長環境，
環境因素對於精神疾病具有修正的力量，
早期偵測與預防，才是上策！

臺大醫師到我家

MentalHealth (012)

精神健康系列

總策畫　高淑芬
主編　王浩威、陳錫中
合作單位　國立臺灣大學醫學院附設醫院精神醫學部
贊助單位　財團法人華人心理治療研究發展基金會

【總序】

視病如親的具體實踐

高淑芬

　　我於2009年8月，承接胡海國教授留下的重責大任，擔任臺大醫學院精神科、醫院精神醫學部主任，當時我期許自己每年和本部同仁共同完成一件事，而過去四年已完成兩次國際醫院評鑑（JCI），國內新制醫院評鑑，整理歷屆主任、教授、主治醫師、住院醫師、代訓醫師於會議室的科友牆，近兩年來另一件重要計畫是策劃由本部所有的主治醫師親自以個人的臨床經驗、專業知識，針對特定精神科疾病或主題，撰寫供大眾閱讀的精神健康保健叢書，歷經策劃兩年，逐步付梓，從2013年8月底開始陸續出書，預計2015年底，完成全系列十七本書。

　　雖然國內並無最近的精神疾病盛行率資料，但是由世界各國精神疾病的盛行率（約10%~50%）看來，目前

各種精神疾病的盛行率相當高，也反映出維持精神健康的醫療需求量和目前所能提供的資源是有落差。隨著全球經濟不景氣，臺灣遭受內外主客觀環境的壓力，不僅個人身心狀況變差、與人互動不良，對事情的解讀較為負面，即使沒有嚴重到發展為精神疾病，但其思考、情緒、行為的問題，可能已達到需要尋求心理諮商的程度。因此，在忙碌競爭的現代生活，以及有限的資源之下，這一系列由臨床經驗豐富的精神科醫師主筆的專書，就像在診間、心理諮商或治療時，可以提供國人正確的知識及自助助人的技巧，以減少在徬徨無助的時候，漫無目的地瀏覽網頁、尋求偏方，徒增困擾，並可因個人問題不同，而選擇不同主題的書籍。

即使是規律接受治療的病人或家屬，受到看診的時間、場合限制，或是無法記得診療內容，當感到無助灰心時，這一【臺大醫師到我家・精神健康系列】叢書，就像聽到自己的醫師親自告訴你為什麼你會有困擾、你該怎麼辦？透過淺顯易懂的文字，轉化成字字句句關心叮嚀的話語，陪伴你度過害怕不安的時候，這一系列易讀好看的叢書，不僅可以解除你的困惑，更如同醫師隨時隨地溫馨的叮嚀與陪伴。

此系列叢書最大的特色是國內第一次全部由臺大主治醫師主筆，不同於坊間常見的翻譯書籍，不僅涵蓋主要的精神疾病，包括自閉症、注意力不足過動症、早期的精神分裂症、焦慮症、失智症、社交焦慮症，也討論現代社會關心的主題，例如網路成癮、失眠、自殺、飲食、兒童的情緒問題，最後更包括一些新穎的主題，例如親子關係、司法鑑定、壓力處理、精神醫學與遺傳基因。本系列叢書也突顯臺大醫療團隊的共同價值觀——以病人為中心的醫療，和團隊合作精神——只要我們覺得該做的，必會團結合作共同達成；每位醫師對各種精神疾病均有豐富的臨床經驗，在決定撰寫主題時，大家也迅速地達成共識、一拍即合，立即分頭進行，無不希望盡快完成。由於是系列叢書，所以封面、形式和書寫風格也需同步調整修飾，大家的默契極優，竟然可以在忙於繁重的臨床、教學、研究及國際醫院評鑑之時，順利地完成一本本的書，實在令人難以想像，我們都做到了。

　　完成這一系列叢書，不僅要為十六位作者喝采，我更要代表臺大醫院精神部，感謝心靈工坊的總編輯王桂花女士及其強大的編輯團隊、王浩威及陳錫中醫師辛苦地執行編輯和策劃，沒有他們的耐心、專業、優質的溝通技巧及

時間管理，這一系列叢書應該是很難如期付梓。

　　人生在世，不如意十之八九，遇到壓力、挫折是常態，身心健康的「心」常遭到忽略，而得不到足夠的了解和適當的照顧。唯有精神健康、心智成熟才能享受快樂的人生，臺大精神科關心病人，更希望以嚴謹專業的態度診療病人。此系列書籍正是為了提供大眾更普及的精神健康照護而產生的！協助社會大眾的自我了解、回答困惑、增加挫折忍受度及問題解決能力，不論是關心自己、孩子、學生、朋友、父母或配偶的身心健康，或是對於專業人士，這絕對是你不可或缺、自助助人、淺顯易懂、最生活化的身心保健叢書。

【主編序】

本土專業書籍的新里程

王浩威、陳錫中

　　現代人面對著許多心身壓力的困擾，從兒童、青少年、上班族到退休人士，不同生命階段的各種心身疾患和心理問題不斷升高。雖然，在尋求協助的過程，精神醫學的專業已日漸受到重視，而網路和傳統媒體也十分發達，但相關知識還是十分片斷甚至不盡符實，絕大多數人在就醫之前經常多走了許多冤枉路。市面上偶爾有少數的心理健康書籍，但又以翻譯居多，即使提供非常完整的資訊，卻也往往忽略國情和本土文化的特性和需求，讀友一書在手，可能難以派上實際用途。

　　過去，在八〇年代，衛生署和其他相關的政府單位，基於衛生教育的立場，也曾陸續編了不少小冊式的宣傳品。然而，一來小冊式的內容，不足以滿足現代人的需

要：二來，這些政府印刷品本身只能透過分送，一旦分送完畢也就不容易獲得，效果也就十分短暫了。

於是整合本土醫師的豐富經驗，將其轉化成實用易懂的叢書內容，成為一群人的理想。這樣陳義甚高的理想，幸虧有了高淑芬教授的高瞻遠矚，在她的帶領與指揮下，讓這一件「對」的事，有了「對」的成果：【臺大醫師到我家‧精神健康系列】。

臺大醫院精神醫學部臥虎藏龍，每位醫師各有特色，但在基本的態度上，如何秉持人本的精神來實踐臨床的工作是十分一致的。醫師們平時為患者所做的民眾衛教或是回應診間、床邊患者或家屬提問問題時的口吻與內容，恰好就是本書系所需要的內涵：儘可能的輕鬆、幽默、易懂、溫暖，以患者與家屬的角度切入問題。

很多人都是生了病，才會積極尋求相關資訊；而在尋尋覓覓的過程中，又往往聽信權威，把生病時期的主權交託給大醫院、名醫師。如果你也是這樣的求醫模式，這套書是專為你設計：十七種主題，案例豐富，求診過程翔實，醫學知識完整不艱澀，仿如醫師走出診間，為你詳細解說症狀、分享療癒之道。

編著科普類的大眾叢書，對於身處醫學中心的醫師們

而言，所付出的心力與時間其實是不亞於鑽研於實驗室或科學論文，而且出書過程比預期的更耗工又費時，但為了推廣現代人不可不知的心身保健的衛教資訊，這努力是值得的。我們相信這套書將促進社會整體對心身健康的完整了解，也將為關心精神健康或正為精神疾患所苦的人們帶來莫大助益。

這樣的工作之所以困難，不只是對這些臺大醫師是新的挑戰，對華文的出版世界也是全新的經驗。專業人員和書寫工作者，這兩者角色如何適當地結合，在英文世界是行之有年的傳統，但在華文世界一直是闕如的，也因此在專業書籍上，包括各種的科普讀物，華人世界的市面上可以看到的，可以說九成以上都是仰賴翻譯的。對這樣書寫的專門知識的累積，讓中文專業書籍的出版愈來愈成熟也愈容易，也許也是這一套書間接的貢獻吧！

這一切的工程，從初期預估的九個月，到最後是三年才完成，可以看出其中的困難。然而，這個不容易的挑戰之所以能夠完成，是承蒙許多人的幫忙：臺大醫院健康教育中心在系列演講上的支持，以及廖碧媚護理師熱心地協助系列演講的籌劃與進行；也感謝心靈工坊莊慧秋等人所召集的專業團隊，每個人不計較不成比例的報酬，願意投

入這挑戰；特別要感謝不願具名的黃先生和林小姐，沒有他們對心理衛生大眾教育的認同及大力支持，也就沒有這套書的完成。

　　這是一個不容易的開端，卻是讓人興奮的起跑點，相信未來會有更多更成熟的成果，讓醫病兩端都更加獲益。

【自序】

精神疾病病因、預防及治療的曙光

劉智民

　　兩年前，【臺大醫師到我家：精神健康系列】的總策劃高淑芬主任，要我幫忙寫一本幫助一般大眾了解精神疾病，以及如何維護精神健康的小書。正在苦思該寫什麼題目時，陳錫中醫師鼓勵我可以寫我研究的題目：精神疾病與遺傳基因。我躊躇了一陣子。一方面，若以科學研究的角度來寫這個題目，內容會相當艱澀難懂，我實在沒把握能把這些資料，轉為大眾可以了解的文字；另一方面，精神疾病的遺傳是相當重要卻又敏感的主題，很多人不敢碰觸。

　　後來，我決定放手一搏，準備了一次大眾演講，努力把精神疾病與遺傳以及環境的關係說清楚。這次的大眾演講對我有很大的幫助，讓我可以把平常累積的科學專業研

究的內容，翻譯成大眾能了解的語彙。演講總算完成了，從與民眾的互動中，覺得他們似乎聽懂了一部份我說的內容，讓我增加了一點信心。沒想到手邊的工作繁多，時間倏忽而過就是兩年，再拾起筆來，當初演講所提到的科學新知，已經變成舊聞了，可見這個領域進步的快速。於是趕緊補充最新的研究新知，提起筆一鼓作氣寫完，生怕再過半年某些部分又要改寫。不過，儘管科學新知日新月異，不變的是對患者及家屬在疾病中受苦的關懷，及努力想提供對精神疾病病因、預防及治療的曙光。希望這本書的出版，能夠有一點點這樣的貢獻。

感謝高淑芬主任提供這個機會，可以讓我貢獻所學於社會大眾；感謝不管是在臨床醫療或研究上一路指導我前進的胡海國教授；感謝我太太在我熬夜趕稿時對我的悉心照料；感謝我的兩個孩子能安睡夢鄉，當我在文字堆中翻滾時。

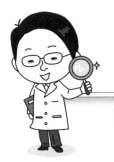

目　錄

【前言】

遺傳不是宿命

2001年2月，人類基因組三十億個鹼基正式解碼，基因醫學開始邁向「後基因體時代」（post-genomic era）。

隨著基因定序工程的日益進展，人體基因的奧祕不斷被揭露，世人莫不樂觀地盼望，有朝一日許多難以治癒的複雜疾病例如高血壓、糖尿病、癌症、失智症、思覺失調症、躁鬱症、自閉症等，都能有重大突破，露出治癒的希望曙光。

但基因的奧祕雖然日漸解開，基因和遺傳到底在精神疾病中扮演什麼樣的角色，目前仍有許多待解之謎。「精神疾病可能會遺傳」的陰影，一直籠罩著許多病友的家庭，造成許多壓力、困惑和擔憂。

在精神科門診的會談中，經常聽到病友和家屬提出這樣的疑問：

「我們夫妻都很正常，為什麼孩子會生病呢？這是基因突變嗎？」

「精神疾病會遺傳嗎？我媽媽有精神疾病，我身上是否也帶著類似的基因？會不會有一天，我也突然發病？這可以預防嗎？」

「我曾經發病，現在已經痊癒，但我可以結婚嗎？可以生小孩嗎？會不會遺傳給下一代？」

「我家三代都有人罹患精神疾病，我雖然很健康，但如果要結婚，是否該告訴對方這樣的家族史？對方會不會因此不要我？」

「婚前健康檢查，有關於精神疾病的基因檢測嗎？如果確實帶有危險的基因，可以預先治療嗎？」

「產前檢查可以檢驗出胎兒罹患精神疾病的機率嗎？」

這些都是病友和家屬非常關心的切身問題，醫師卻很難給出明確的解答。

事實上，精神疾病和遺傳的關係非常複雜，絕對沒有簡單的答案。每一種精神疾病、每一位患者的狀況都不一

樣，每個家庭的環境條件和壓力因素也不盡相同，無法一概而論。

許多疾病都有遺傳性，但精神疾病的遺傳，特別容易引起大眾的憂慮，甚至遭到汙名化。為了解答病友、家屬和社會大眾的困惑，我盡量以深入淺出的方式，簡單說明精神疾病與遺傳的關係。

這本《精神疾病的家族密碼》主要包含四個部分。第一，精神疾病的定義，以及社會大眾態度的轉變。第二，精神疾病會遺傳嗎？是如何遺傳的？第三，科學界如何找出致病基因？找到基因對未來的治療和預防有什麼幫助？第四，針對一般社會大眾常見的迷思，以及婚姻與家庭計劃的常見問題，加以回答與澄清。同時，我也簡單介紹了遺傳諮詢的目標與功能。

我希望在這一本書中，同時達到科普知識的傳達，以及實用解惑的雙重目的。喜歡知識的讀友，可以從頭看起；只想得到問題解答的朋友，可以直接跳到最後一章，我將前面的理論濃縮成簡明扼要的回答，希望對各位有所幫助。

我想強調的是，精神疾病的致病因子中，沒有百分之百的遺傳因素，也沒有百分之百的環境因素，而是遺傳加

上環境兩者共同作用而來。所以，遺傳不是絕對的宿命。即使帶有致病基因，也不一定會發病，因為除了先天的遺傳因素之外，後天的環境對精神疾病的預防和治療也非常重要，扮演著舉足輕重的角色，而這正是我們可以共同努力之處。

　　衷心期望透過這本小書，可以幫助大眾建立正確的認知，減輕病友和家屬的擔憂與壓力。

【第一章】

什麼是精神疾病？

先天遺傳加上後天環境
共同塑造了我們的內在思想與外在行為，
也是這些先天與後天的因素交互作用，
才促使精神疾病發生。

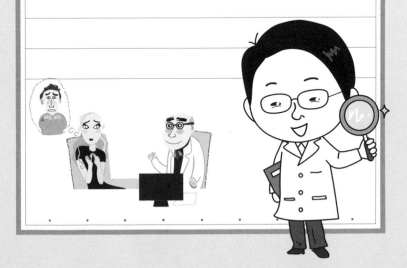

人類具有豐富的感知能力，因此，每個人都會表現出各種精神現象，比方說，我們看到眼前的事物、聽到遠近的聲音、聞到周遭的氣味，腦中會有不斷的思考，內心有各種心情，也會表達出喜怒哀樂的行為。

當一個人有奇特的精神現象，例如眼睛看到別人看不到的東西、耳朵聽到不存在的聲音、在公共場所大聲自言自語、腦中有怪異偏執的思考、情緒過度誇大或脫離現實、行為舉止怪異等，我們就會認為「這個人可能生病了」。

不過，所謂的「正常」和「異常」，兩者有時並不容易分辨。一般而言，我們是把「大部分的人在這種情況下，會有這樣的表現」當作「正常」的標準，如果有人的表現跟絕大部分的人不一樣，可能就被歸類為「異常」。

舉例來說，在親友的喪禮上，一般人會表現出難過、哭泣、悲傷、哀悼的情緒。如果有人在親近的家人去世時開懷大笑、唱歌作樂，大家就會覺得這個人的精神狀況有問題，把他視為異常。但這種說法只是「可能」而已，並非絕對。

大家都知道莊子的故事。他的妻子過世了，親友前來弔唁，卻發現他坐在棺木上，鼓盆而歌。大家覺得他很怪異，甚至出口責備他，但莊子解釋說，「人的生死就跟春

夏秋冬四季循環一樣，妻子死了，就像安寢在天地之間，如果我在一旁嚎啕大哭，不是太不通達天命了嗎？」所以他不但不哭，還要笑著唱歌，為妻子歡送慶祝。

莊子的怪異行為，是因為他有特殊的價值觀，對死亡有一套新的看法，他說出的理由也可以被了解，甚至被稱頌為思想開放和先進。這時候，人們並不會因為他異於常人的表現，而說他生病了。

換句話說，精神現象是否正常，最重要的判斷標準，在於是否影響到日常生活的功能。如果一個人可以在獨立自主的情況下，維持並照顧好自己的日常生活，不需要依靠別人，也不會隨意傷害自己或別人，基本上就算是精神正常的範圍。

在門診時，常聽到有些精神病友說：「我只是跟其他人不一樣而已，我才沒有病。」這時我就問他，你這個跟別人不一樣的地方，會不會造成生活其他層面的困擾？你的工作、人際、家庭、個人衛生等功能，是否可以正常運作？如果連好好吃飯、好好睡覺、規律工作都做不到，或者有社交障礙、無法與人溝通互動、無法清晰思考和表達、無法獨立生活，就算是異常，需要接受治療了。

精神病理現象的起因

　　一般來說，精神疾病並不會在一夕之間突然爆發，發病前通常有一段潛伏期、醞釀期，在這段期間陸續出現適應不良的身心徵兆。此時如果沒有及時處理，適度紓解和釋放壓力，任憑一連串的壓力事件不斷累積，就有可能使身心狀況日漸惡化，甚至轉變成精神疾病。

　　許多研究一再證實，身心壓力是導致精神疾病的重要因素。不過，或許有人會問，現代上班族的工作壓力普遍都很大，為什麼有些人會生病，有些人卻安然度過各種危機，還有些人甚至樂在其中，越挫越勇呢？

　　事實上，精神疾病的發生，絕對不是壓力這個單一因素所造成，而是由許多複雜因素交互作用而來，包括先天的遺傳條件（從雙親及雙方家族遺傳而來的生物體質因素）和後天的環境條件（包括在娘胎時的子宮內環境、出生時的狀況、父母的教養方式、求學和工作經驗、人際關係、工作特性、文化價值觀念，世代的差異等）。

　　由於每一個人的先天遺傳背景及後天環境條件都不一樣，所以，同樣的壓力降臨在不同的人身上，可能產生完全不一樣的結果。

例如某人的親近家人（爸媽或兄弟姊妹）之中，有人曾經罹患過精神疾病，那麼我們或許可以推測，這個人身上可能也帶有較容易致病的基因，使他比一般人更容易感受到壓力的傷害性。因此，醫師會建議他最好防範未然，要努力學習抒壓的技巧，或尋找更適合的工作環境，不要承受太大壓力，藉以保護自己的身心健康。

精神疾病的歸因,隨著時代而改變

現代醫學發展之前的精神疾病歸因

精神的病理現象,自古就有。從歷史脈絡來看,人們如何解釋這些異常行為,便也反映了人們對待精神疾病的態度。

在史前時代,人們把所有的天災人禍、生理和心理疾病,都以超自然力量(supernatural force)來解釋,認為是神祇加諸人類的懲罰。因為觸犯了禁忌、受到神靈的詛咒,必須透過祈禱、贖罪、獻祭等做法,請神明息怒,心智才可以恢復清明。

到了中世紀,精神病理現象被歸因於宗教和靈魂(religious and soul origin),例如西方國家認為精神病是因為信仰異教、被撒旦誘惑、被魔鬼附身、受巫術的作弄等等。東方宗教則強調前世因果、業力輪迴,民間信仰也有遭受冤親債主糾纏、「卡到陰」的說法。

當時的治療方法,主要是透過各式各樣的宗教儀式,患者常必須忍受肉體的各種折磨和痛苦,才能將惡魔趕出。這樣的歸因,讓精神疾病患者遭受嚴重的歧視,背上道德譴責的枷鎖,更有甚者,被當作異教徒、被附身者和

行巫術者，而必須被處死。

　　精神疾病患者的處境出現曙光，是在醫學知識逐漸發達後，醫界開始研究精神現象跟身體的關係，例如心跳的快慢、皮膚的狀況、頭顱的形狀和大小等因素，對於精神疾病是否有影響。這是一種身體的歸因（physical origin）。

　　最早提出身體歸因觀點的是希臘人。他們認為心靈的所在，位於身體的橫膈膜，這是靈魂的棲息之所。Schizophrenia（思覺失調症，舊名精神分裂症）這個字，字源是schizo（分裂）加上phrenia（橫膈），所以schizophrenia的意思，就是心靈的分裂，情感和心智之間的斷裂。（舊稱「精神分裂症」一詞容易造成患者及家屬的恐慌，也可能遭受汙名化的歧視，因此國內近年來將它正名為「思覺失調症」，意即「思考及知覺的失調」，如此更合乎現代科學及實際臨床的精神病理現象。）

　　巧的是，中國人也有「病入膏肓」的說法，形容很難醫治的疾病，而膏肓就位於心臟和橫隔膜之間，是身體的最深處，藥物不易抵達。東西方的醫學居然有這麼巧妙的吻合之處。

　　此外，跟精神現象最有關聯的器官是心臟，例如看到

喜歡的人，心臟就跳動加速、不由自主地臉紅、血液循環瞬間加快，生氣、害怕、憂傷……都跟心有關。因此也有人主張，心靈的所在，應該位於心臟。

精神醫學的科學化及人道化

直到近代，神經解剖學發達之後，醫學界才發現：精神現象主要源自於大腦。

其實，古希臘羅馬時代的醫師希波克拉提斯（Hippocrates）就曾提到，癲癇並非魔鬼附身，而是一種腦病。但這樣的觀點在當時並不受重視。

我們對腦部的瞭解，起步很晚，因為大腦被堅硬的頭殼保護著，頭部的解剖很不容易，是一項困難的技術，大腦本身又是非常複雜的器官。一直等到現代，精密的醫學儀器發明之後，才逐漸揭開大腦的神祕面紗。

精神醫學的科學化及人道化持續進展，1793年終於出現了「精神醫學的第一次革命」，法國醫師畢乃爾（Philippe Pinel）將精神科患者身上的鐵鍊摘除，這是一個劃時代的創舉。

經過兩百多年的演進，到了今日，醫界對於精神疾病的成因，普遍是採用「生理－心理－社會」（bio-psychosocial）的模式，認為先天的遺傳和體質，加上後天的心理、社會、文化、教育、環境等因素，交互作用之下，才促使了疾病的發生。

在精神疾病的診斷和治療上，也是如此。除了「生物精神醫學」觀點，運用科學方法、神經生理及生化指標、神經影像、遺傳研究之外，也會搭配認知行為治療、心理情緒的治療、家庭及社區支持系統的建立，並強調預防醫學的重要性。

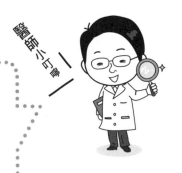

醫師小叮嚀

精神疾病多半是因為大腦生病了，跟感冒，心臟病，糖尿病，中風一樣，也是一種身體的疾病。它並不神祕，也不可恥，最重要的是放下恐懼和排斥的態度，協助患者接受治療，就有機會改善症狀，恢復健康！

醫｜學｜小｜常｜識

精神醫學的發展

一、史前時代：精神疾病是神明或邪靈等超自然力量造
　　成的。此說法現在仍散見於世界各地。

二、古希臘羅馬時代：古希臘的醫師希波克拉提斯不相
　　信疾病乃天譴或超自然力量所致，認為主因是環境
　　因素、飲食及起居習慣。他認為黑膽汁太多會發生
　　憂鬱症，子宮到處遊移造成歇斯底里症。這是一種
　　身體歸因，但缺乏科學基礎。

三、中世紀：歐洲基督教國家認為，邪靈附身造成了精
　　神疾病。使用驅魔以及各種折磨肉體的方式來對付
　　患者。

四、十八世紀：法國大革命後，畢乃爾（Pinel）醫師
　　倡導除去患者身上的手鐐腳銬，以科學角度探討精
　　神疾病的成因。英國貴格會基督徒成立精神病患者
　　的收容所，認為精神疾患是身體生病了，跟邪靈無
　　關，因此需要人道的照顧。

五、十九世紀：現代精神醫學萌芽，然患者照護仍以機
　　構收容為主。十九世紀後葉，精神分析學派蓬勃發
　　展，強調以心理治療、精神分析技術來治療患者。

六、二十世紀上半葉：開始運用物理及藥物治療，如胰
　　島素休克治療、電痙攣治療、發燒治療，大腦額葉
　　白質切割術也在此時發明。

七、二十世紀下半葉：強調「去機構化」的運動，不再
　　集中收容患者，而是鼓勵患者回到家庭與社區。精
　　神科藥物的出現，帶動生物精神醫學的發展。

八、二十一世紀起：腦科學及分子生物學的時代，跨學
　　科的整合研究。

先天遺傳（nature）和後天環境（nurture）

在探討精神疾病現象時，有一個爭辯不休的老問題：它到底是先天的基因遺傳（nature）？還是後天的環境因素（nurture）所造成？

舉例來說，媽媽有憂鬱症，孩子也有憂鬱症，這看起來好像是遺傳，媽媽的憂鬱症基因傳到了下一代。但是，這也可以用家庭環境來解釋：因為媽媽生病了，沒辦法好好照顧孩子，讓孩子從小就有孤單、恐懼、焦慮不安的童年，加上從小耳濡目染學習了媽媽的情緒模式，終於演變成憂鬱症。

同樣的，個性暴躁衝動的父親，孩子也有暴力傾向，這是先天的遺傳？後天的學習模仿？或是孩子從小被打罵，出於恐懼和憤怒，不得不以暴力反擊來保護自己，終於變成一種習慣性的行為模式？……這當中有很多種可能性存在，需要一一釐清和探討。

除了精神疾病之外，其他範疇的例子也不勝枚舉。

例如身材與體型。一個家庭裡如果有許多胖子（或瘦子），這可能是源於先天遺傳的體質，也可能跟後天的飲食習慣和生活型態有關。有肥胖症的家庭，除了基因之

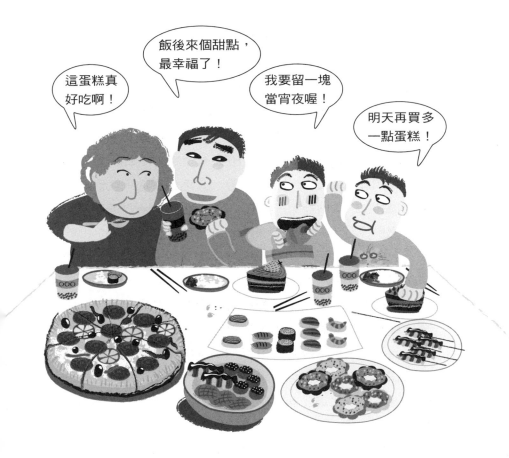

外，也有可能全家都熱愛美食，喜歡高熱量食品，喜歡靜態活動如看電視、聊天、玩牌等，缺乏運動。而瘦子的家庭可能帶有纖細的基因，但也可能是從小就習慣吃低卡路里食物、不愛吃零食、比較好動等等。

遺傳牽涉到的範圍很廣，包括身高、體型、外貌、智力、體質、容易罹患的疾病等等。有研究發現，甚至連一個人的個性、喜好和價值觀，也跟遺傳有一點關係。

譬如女兒要出嫁，爸爸語重心長地告訴她「我們家向來忠誠待人，勤儉持家，希望妳出嫁後，一定要把這個良好的家風保持下去，傳承給下一代。」這個所謂的「家風」，全家人共同堅持的價值觀和生活習慣，到底是環境塑造呢？還是遺傳呢？

經過長久以來的爭議和探討，現在我們已經知道，人類一切的行為和反應，絕不是百分之百由遺傳決定，也不是百分之百由環境決定。遺傳加上環境，共同塑造了我們的內在思想和外在表現，只是所佔的比例不同。在某些方面，遺傳佔的比重多些，另外一些方面，環境的影響力比較大些。

以精神疾病來說，像思覺失調症、躁鬱症等比較嚴重的疾病，遺傳的因素比較明顯；至於比較輕型的疾病，像

是輕鬱症、焦慮症、睡眠障礙、環境適應障礙、飲食疾患等，主要是跟環境壓力有關，遺傳的影響力就比較小。

那麼，精神疾病是怎麼遺傳的？我們能不能預防疾病的遺傳？萬一有這樣的家族史，要注意什麼事情？這是很多人關心的主題，接下來的章節，我們繼續來探討。

【第二章】

精神疾病與遺傳

評估精神疾病的遺傳風險時，
除了家族群聚現象之外，
光譜性疾病也具有關聯線索，應一併納入考量。

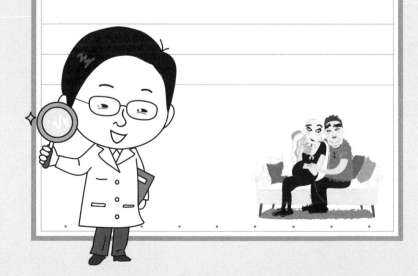

每次家族聚會，大家一起聊天時，總會聊到某些親友的近況，似乎家族中的成員都有些共同的健康困擾或身體毛病，如果再仔細談下去，同一家族的成員往往連精神方面的問題或毛病也很相似，例如容易失眠、焦慮、憂鬱，或是大家都不想提及的嚴重精神病及自殺傾向，甚至一家子都是內向孤僻的個性等等。

　　這些家族中常見且共有的精神問題或疾病，都跟遺傳有關嗎？希望看完這章的內容，讀者對這個問題可以有比較科學客觀的了解。

一個躁鬱症家族的故事

何小姐是個二十多歲的長髮美女，大學畢業後在出版社工作，身心一向很健康，只是偶爾壓力過大時，會因緊張焦慮而失眠。她有一個穩定交往的男友，最近對方父母頻頻催促兩人快點定下來，也一再詢問她的家庭狀況，讓她的心頭升上一股不安的陰影，開始警覺到，必須正視家

〔圖一〕何小姐的家族病史

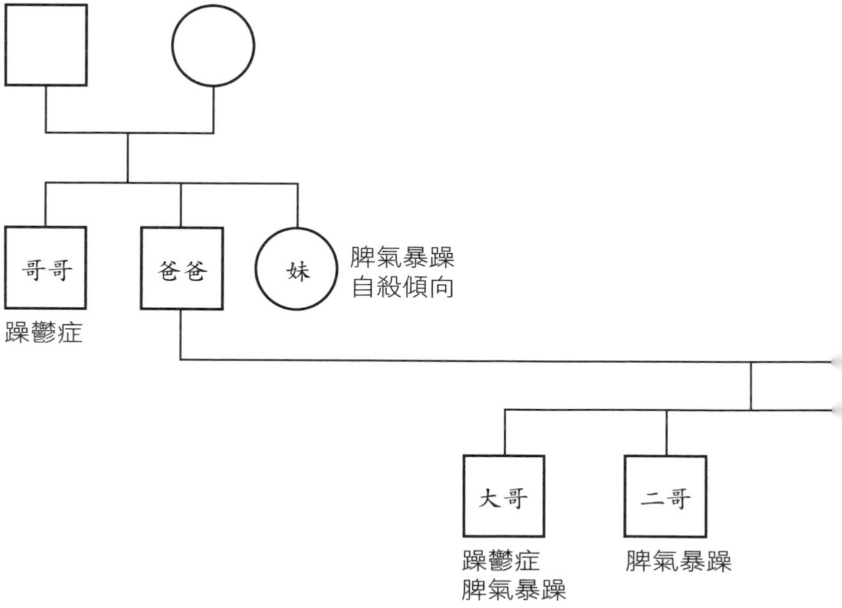

哥哥
躁鬱症

爸爸

妹
脾氣暴躁
自殺傾向

大哥
躁鬱症
脾氣暴躁

二哥
脾氣暴躁

族遺傳和精神疾病的問題。

　　原來，何小姐的媽媽有憂鬱症，大哥則罹患躁鬱症。她從小跟哥哥一起生活，很了解躁鬱症發作的狀況。父親一面照顧大哥，一面要擔心媽媽的病情受到刺激，真的非常辛苦。

　　仔細探討何小姐的三代家族疾病史（如圖一），會發現問題不止如此。她父母雙方的家族，似乎都有明顯的精

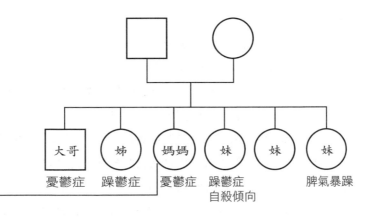

大哥
憂鬱症

姊
躁鬱症

媽媽
憂鬱症

妹
躁鬱症
自殺傾向

妹

妹
脾氣暴躁

何小姐

二十多歲，長髮美女
在出版社工作
壓力大時會失眠

神問題。

　　何小姐的父系家族裡，父親很健康，但父親的哥哥有躁鬱症，妹妹脾氣很暴躁，有自殺傾向。

　　何小姐的母系家族，媽媽有五個手足，何媽媽排行第三，跟大哥一樣罹患憂鬱症，兩位姊妹罹患躁鬱症，另一位雖然沒有明顯疾病，但是脾氣也很暴躁。

　　到了何小姐這一代，兩個哥哥脾氣都不好，很易怒，大哥有躁鬱症，只有她表現正常。

　　何小姐憂心忡忡地來到精神科門診，提出了一連串的困惑和疑問。

　　首先，她目前很健康，但未來會不會像哥哥一樣罹患躁鬱症，或者跟媽媽一樣得憂鬱症呢？

　　其次，有這樣的家族病史，到底要不要結婚？真的可以結婚嗎？她會不會生下有精神疾病的孩子？

　　還有，她從未跟男友提到家族的病史，若決定要結婚，婚前需要告知嗎？需要做婚前健康檢查嗎？會不會做了健檢之後，對方就不願繼續交往了？

　　另外，如果要生小孩，有沒有精密的產前診斷，可以確認胎兒的精神健康呢？孩子出生之後，有沒有任何預防措施，像打預防針或疫苗一樣，可以讓疾病遠離？她的心

中充滿憂慮，誰可以給她明確的答案呢？

　　她所提出的種種議題，都非常切身而且實際，很值得我們進一步來探討。

精神疾病的家族聚集現象

從何小姐的家族史來看，不只躁鬱症、憂鬱症有聚集的現象，連情緒暴躁、自殺傾向等個性及行為，似乎也在這個家族中明顯聚集。

「家族成員越多人擁有共同疾病，代表這個疾病在這個家族中的再發生機率越高。」這句話完全正確。那麼，這是否代表這個疾病在此家族的遺傳機率越高呢？

直覺上好像對，其實不一定對。因為家族聚集的現象可能來自共同居住環境的影響。例如家族裡多人罹患肺結核，最可能是因為大家住在一起，容易彼此傳染的緣故。

因此，如果家族中成員同時出現某種疾病，不要太恐慌，因為不一定是遺傳。

為了確認遺傳的作用力，我們通常會計算一個數字叫做「再發風險比」（recurrence risk ratio），並以希臘字母 λ 表示。

例如一等親的再發風險比，計算公式如下：

λ（一等親）＝（一等親的罹病發生率）÷（一般人口的罹病發生率）

一等親的 λ 數字，代表精神疾病患者的一等親家屬罹

病的機率，跟一般人比較起來會高出多少倍。λ的數字越高，表示罹病的風險越高。同理可計算二等親、三等親的再發風險比。

值得注意的是，遺傳學上的親等定義，和臺灣民法上的規定是不一樣的。在民法上，只有直系親屬（父母和子女）是一等親，兄弟姊妹算二等親；但是在遺傳學的定義上，一等親是指和自己的遺傳基因有50%相似的人，所以父母、子女和兄弟姊妹都算在一等親之內。

遺傳與再發風險比

每一個疾病的「再發風險比」數字，需要大規模收集該疾病的家族樣本，詳細詢問每個家族成員的生病情形，以計算出不同親等的罹病風險。

以圖二的研究為例，在思覺失調症的部分，一般人口的罹病機率是1%，但是已發病患者的一等親家屬罹病的可能性攀升到8~2%。因此，思覺失調症的再發危險比就是：8~12÷1=8~12。

換句話說，假設某人的一等親罹患思覺失調症，他得到同樣疾病的機率是一般人的八到十二倍。

至於雙極性精神病（躁鬱症）的再發危險比是七到

二十倍。酒癮是十點一倍,恐慌症是九點六倍,厭食症是四點六倍,身體化症(屬於精神官能症,把心理問題轉化為身體的症狀,如頭暈、胸悶,心悸等)是三點一倍,重鬱症是二到四倍,懼曠症是二點八倍。

從這個研究可以看出,思覺失調症、躁鬱症、酒癮、恐慌症,跟家族遺傳的關係比較密切。而厭食症、重鬱症、精神官能症等疾病,跟遺傳的關係比較低一些。

但無論如何,只要有一等親的家人罹病,自己發病的

〔圖二〕家族聚集現象與再發風險比(λ)研究統計

	一般人口 (%)	一等親 (%)	再發危險比 λ(倍)
雙極性精神病	0.5~1.5	5~10	7~20
思覺失調症	1	8-12	8-12
酒癮	1.6	16.1	10.1
恐慌症	1.8	17.3	9.6
厭食症	0.5	2.3	4.6
身體化症	2.5	7.7	3.1
重鬱症	5~10	10~20	2~4
懼曠症	4.2	11.6	2.8

註:一等親的罹病發生率,除以一般人口的罹病發生率,所得到的倍數即為「再發風險比」。

機率總是比一般人要來得高。這個研究證實了遺傳的作用
存在。

親等越近，遺傳風險越高

與遺傳有關的疾病，常見親等越近，罹患同樣疾病的
機率越高的現象。

從遺傳學來看，一等親（包括兄弟姊妹、小孩、父
母）跟我們平均有一半的遺傳背景相同。有些兄弟姊妹
跟我們長得很像，可能遺傳到與面貌有關的相同基因比較
多，有些兄弟姊妹則完全不像。但平均來講，一等親之間
的遺傳背景，大約有二分之一相同。

二等親包含祖父母、孫子女、阿姨、姑姑、舅舅、叔
伯、姪兒女、外甥（女）、同父異母或同母異父的兄弟姊
妹等。彼此之間平均有四分之一的遺傳背景是一樣的。

三等親包括曾祖父母、曾孫兒女、祖父母的手足、
堂表的兄弟姊妹等，和我們共享八分之一的遺傳背景。四
等親的遺傳背景相似度是十六分之一，以此類推，以二的
倍數遞減。十等親的遺傳關聯性就變成一千零二十四分之
一。親等越多，遺傳的相關性越低。

所以法律上規定，三等親之內不能結婚，從遺傳學來

看是有道理的。彼此的基因太雷同,可能會增加遺傳疾病的機率,對傳宗接代而言並不是好現象。

有研究發現:思覺失調症的一等親再發風險比是八到十二倍,二等親大概是二到三倍,比例大幅降低。一等親和二等親之間,遺傳風險的差異很明顯。

一等親的遺傳風險有八到十二倍,乍聽之下有點嚇人。但是,換個角度來看,一般人罹患思覺失調症的機率是1%,就算你有十倍風險,發病機率也不過是10%。也就是說,有90%的機率不會發病。從這樣的角度來想,就讓人安心許多,所以,即使是患者的親近家屬,也不必太過憂慮,無需給自己添增太多精神壓力。

光譜性疾病,常一起出現

躁鬱症患者的家屬除了要注意躁鬱症之外,也要小心憂鬱症來襲。

研究顯示,一般人口的憂鬱症比例大約5~10%,但躁鬱症患者的一等親家屬,罹患憂鬱症的比例是10~20%,比一般人高出二到四倍。(如圖三)

由此可見,躁鬱症和憂鬱症之間似乎有些關聯,可能會一起出現。這種表面上是不同疾病,卻經常一起出現在

〔圖三〕躁鬱症的家族聚集現象與再發風險比（λ）

	一般人（%）	一等親（%）	再發危險比λ（倍）
躁鬱症的得病比率	0.5~1.5	5~10	7~20
憂鬱症的得病比率	5~10	10~20	2~4

同一家族裡的疾病，我們稱之為「光譜性疾病」。

　　每一種精神疾病都有它常見的光譜性疾病，例如躁鬱症、憂鬱症、高情緒活力的人格（hyperthymic personality，過度有活力、多話、過度外向、情緒化、易怒暴躁等），這三者常常會一起出現。

　　所以，躁鬱症患者的家族中，罹患憂鬱症的比例也較高；有些家屬雖然沒有病，但是情緒波動很大，跟人相處和溝通的時候常常充滿張力，對待孩子常以打罵、管東管西、權威、易怒的方式。

　　前面提到的何小姐家族病史，確實可看到躁鬱症、憂鬱症、自殺和脾氣暴躁這四種狀況，在家族間反覆發生。

　　至於思覺失調症的光譜性疾病，則包括了妄想症、準思覺失調症、A群人格疾患。思覺失調症患者家族裡發生這些疾病的比例，明顯比一般人高。

醫│學│小│常│識

什麼是A群人格疾患？

人格疾患（personality disorders）是指一個人的認知思考、情緒、社交人際及衝動控制上有長期且持續偏差的狀況。美國精神醫學會列出十種人格疾患，並將這些疾患分成三群：

一、**A群人格疾患**：主要特徵是表現出古怪的和異常的行為。又分為三種：

（一）妄想型人格疾患：經常疑神疑鬼，不易信任他人，防衛心強，總是覺得別人佔他便宜；重視人格或名譽，受辱時會回擊；持續抱怨，不願寬恕他人，好訴訟，也很難與人相處，生活適應困難。

（二）類思覺失調人格疾患：孤僻，喜愛獨處，對社會關係冷漠，情緒表達很少，對別人的讚美或批評都不作回應；無法與人建立親密關係，社會適應困難。

（三）準思覺失調人格疾患：缺乏與人建立關係的能力，社交性差，情感表達很侷限；行為舉止怪異，常有一些古怪的想法；注意力也有缺陷。

二、**B群人格疾患**：主要特徵是表現出戲劇化、情緒化和反覆無常行為。又可分為四種，包括反社會型人格疾患、邊緣型人格疾患、戲劇型人格疾患、自戀型人格疾患。

三、**C群人格疾患**：主要特徵為表現出焦慮緊張與害怕行為。又可分為三種：逃避型人格疾患、依賴型人格疾患、強迫型人格疾患。

　　強迫症及衝動控制障礙（Impulse Control Disorders）有時會一起出現。家族中有強迫症患者的話，家屬當中出現潔癖、固執、衝動控制障礙（如偷竊狂、拔毛症）的比例也比較高。

　　焦慮症的光譜性疾病像是泛焦慮症、恐慌症、容易緊張的個性、神經質的人格，也常常在同一個家族裡出現。

　　物質成癮也有家族遺傳的現象，其中，酒癮是最常見的，其次是藥癮，這些家族中似乎有喜歡追求新奇感的人格動力。反社會人格（Antisocial Personality Disorder）在物質成癮家族中發生的比例也較高。

　　自閉症也有其光譜性疾患，最常見的就是亞斯伯格症候群（Asperger syndrome）。此外，有些家屬常會出現社交缺失或固執行為，不太會與人互動，無法順暢地與人面對面溝通，表達能力不足，甚至到了有點奇怪的程度；有些家族則是出現語言發展遲緩的案例比較高。

　　光譜性疾病彼此之間可能共有某些相同的遺傳及環境致病因子，因此會在家族中同時出現，所以評估家族中精神疾病的問題時，光譜性疾病也要同時列入考慮，才可以對整體疾病的遺傳性及再發風險比做出正確的評估。

　　以何小姐的家族史來說，若我們忽略憂鬱症、脾氣暴

醫｜學｜小｜常｜識

什麼是衝動控制障礙（Impulse Control Disorders）？

　　衝動控制障礙的特點，包括四個部分：

一、患者對某一特定可能帶來負面後果的行為，如突發
　　性的攻擊行為、偷竊、縱火、賭博、不斷拔毛的動
　　作等，明知這樣做沒有道理或不對，但仍會想一再
　　衝動的去做；

二、衝動行為發生之前，會感到極度焦慮，或有強烈的
　　緊張感；

三、衝動行為發生之後，焦慮得到釋放，會感到放鬆或
　　愉悅；

四、大部分患者對自己的衝動行為會感到後悔或抑鬱，
　　但又無法控制。

躁、自殺行為等光譜性疾病，會覺得父親家族中只有一位躁鬱症，母親家族中只有兩位躁鬱症，其餘家人都正常。這樣會明顯低估躁鬱症相關的遺傳背景在這個家族所佔的重要性。

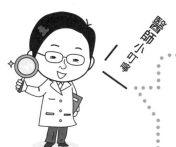

醫師小叮嚀

雖然親等的遠近是精神疾病遺傳的重要關鍵，可是即使是高風險的親屬，還是有很大的不發病機率，所以不必太恐慌憂慮喔！

【第三章】

探索遺傳與環境的影響

研究發現，有些精神疾病與遺傳比較有關，
有些則受環境影響較大。
在環境因素裡，壓力是誘發疾病的重要關鍵。

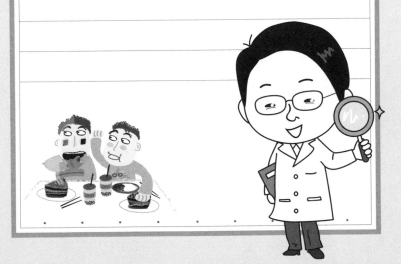

雙胞胎與收養研究

前面提到，家族聚集現象也可能是因為共同居住環境的影響。為了更進一步分辨先天遺傳和後天環境之間的作用，這時候，就需要兩種特別的研究方法，第一是雙胞胎研究（twin study），第二是收養研究（adoption study）。

雙胞胎研究：同卵異卵大不同

大家都知道，雙胞胎可以分為同卵和異卵兩種。同卵雙胞胎的遺傳基因百分之百相同，異卵雙胞胎就跟一般兄弟姊妹一樣，彼此之間的遺傳基因相似度平均是百分之五十（不過，異卵雙胞胎跟一般兄弟姊妹有一個主要差別，就是當他們還是胎兒時，是同時在母體子宮的環境內成長）。

由於同卵雙胞胎的遺傳基因一模一樣，所以，如果要確定某疾病是否跟遺傳有關，可以比較同卵及異卵雙胞胎的「同發病率」，也就是兩人得到同樣疾病的機率。

以思覺失調症為例，許多研究發現，同卵雙胞胎的同發病率是50 %左右，也就是如果其中一人得病，另一人有一半的機率也會得病。至於異卵雙胞胎的同發病率就低很

多，大約10%~15％，跟一般兄弟姊妹的機率類似。

由此可見，思覺失調症確實跟遺傳基因有關。遺傳背景越相近，同發病率越高。

不過，同卵雙胞胎雖然遺傳基因100%相同，但是他們的同發病率並非100％，而是50%，表示遺傳基因並不是罹病的唯一因素，後天環境因素也佔了一半的影響力。

我們在現實生活裡，也常看到同卵雙胞胎卻有明顯差異，例如一人吃素，一人吃葷；一人喜歡人文藝術，一人喜歡做生意；一人是同性戀者，一人是異性戀者；一人喜歡交朋友，另一人喜歡安靜獨處等。即使兩人的基因完全相同，還是可能作出不一樣的選擇，擁有不一樣的人生。

說到同卵雙胞胎的遺傳學研究，有一個很有名的案例是「珍奈四胞胎」。根據統計，要生下同卵四胞胎而且全部得到思覺失調症的機率，大概只有一點五億分之一。但它確實就發生了。

珍奈家（The Genain quadruplets，化名）四姊妹的故事，讓我們看到遺傳基因的強大影響力，她們的父母雙方好像都有精神方面的狀況，讓她們無法逃脫發病的命運。但四姊妹的疾病嚴重程度並不一樣，有的可以結婚生子，可以工作養活自己，有的卻必須終生住在療養院中。擁有

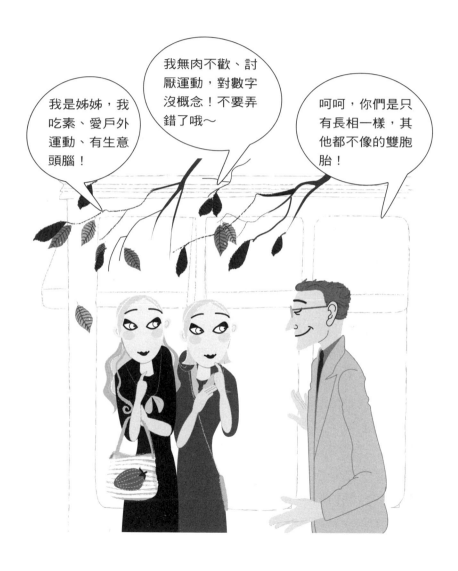

相同基因的人，雖然罹患了同樣的精神疾病，卻仍然各自擁有不一樣的人生。

【珍奈四胞胎的故事】

珍奈家的四胞胎是遺傳學上很有名的研究案例。她們誕生於1930年，是同卵四胞胎。小時候，她們幾乎長得一模一樣，非常可愛，可是到了青春期階段，悲慘的事情發生了，四姊妹陸續得了思覺失調症。

珍奈的父母無力照顧，因此將四姊妹交給美國國家精神健康研究院（National Institute of Mental Health，簡稱NIMH）收容。為了保護個案的隱私，這四個姊妹分別化名為諾拉（Nora）、艾芮絲（Iris）、瑪拉（Myra）與海絲特（Hester），四個名字的第一個字母加在一起，剛好是NIMH。

珍奈四姊妹分別在二十七歲、五十一歲和六十六歲時，接受了精神疾病的診斷和測驗。換句話說，這是一個長達三十九年的追蹤研究，非常珍貴。

四姊妹的基因一模一樣，也全部罹患思覺失調症，這

清楚顯現遺傳基因的宿命。不過,她們的症狀、病程、嚴重程度及對生活的影響,都不一樣。

瑪拉是症狀最輕微的,經過治療之後,能夠結婚、工作,有能力養家活口。其餘三位姊妹的症狀發作時,都必須住院治療,而且終生未婚。其中,諾拉和艾芮絲的預後情況不錯,可以從事簡單的工作,獨立生活;海絲特的情況最嚴重,未讀完高中,無法獨立工作和外出,長期住在療養院中。

從家族病史來看,珍奈姊妹的父親長期失業,有退縮和易怒的性格,母親則對孩子們展現出過度保護的強迫性。祖母在年輕的時候,有過長達三年的神經衰弱,結婚後經常威脅要自殺和殺了先生。珍奈姊妹的叔叔伯伯們也有其他的精神疾病症狀,包括酒癮和幻聽。

珍奈四姊妹的家族故事,顯示了基因遺傳和精神疾病之間的密切關係,但同時也顯示了後天環境因素的重要性。她們的父親是一個嚴厲且粗魯的人,特別偏愛瑪拉和諾拉,對她們的期望很高,顯然幫助了她倆的智力和情感發展。相反地,他對海絲特和艾芮絲就非常殘酷且有敵意,這樣的心理創傷,讓她們的病情不斷加重和惡化。

這個研究告訴我們，疾病基因雖然有很大的影響力，但它也會隨著後天環境的不同，而有不同的表現。換句話說，環境因素對於精神疾病還是有修正的力量，可以使病情減輕，或防止惡化的現象。

雙胞胎的同發病率，透露遺傳的訊息

　　還有一種雙胞胎研究，是針對非同病的狀況，也就是只有一人罹病，另一人沒病。

　　有一個關於思覺失調症的研究，邀請了四十七對同卵雙胞胎，都是一個生病，另一個健康的情況，然後去觀察他們的下一代。結果發現，雙方兒女的發病比例差不多，都是17%左右。

　　這表示遺傳基因的影響力依然存在，即使這一代好像躲過了，沒有生病，但下一代的發病率還是跟對方一樣，並沒有降低。

　　在所有精神疾病中，躁鬱症跟遺傳的關係與思覺失調症類似，甚至更高。有研究發現，同卵雙胞胎在躁鬱症的同發病率，高達62%，異卵雙胞胎只有8%，顯示躁鬱症跟遺傳基因有很大的關係。

　　輕型的精神疾病如強迫症、憂鬱症、精神官能症等，

也有遺傳作用的存在，同卵雙胞胎的同發病率明顯高於異卵雙胞胎，但兩者之間的差距並不像思覺失調症或躁鬱症那麼大。連自殺行為也有遺傳基因的影響，例如有研究發現，自殺行為的同發病率，同卵雙胞胎是15%，異卵雙胞胎是1%~2%。

這些雙胞胎研究都是蒐集了許多樣本資料之後的統計結果，所有數據都只是平均數，而不是絕對值。事實上，每一位個案、每一位患者的家庭，都有許多個別差異存在。目前精神醫學的研究還沒有辦法做到個別化。未來，如果可以針對不同案例進行深入探討，對於精神疾病和遺傳之間的關聯，應該可以有更細膩而精確的瞭解。

收養研究：分辨遺傳和環境的作用

在精神疾病的遺傳研究上，被收養的兒童是很特殊的族群。

一般家庭都是基於血緣關係而生活在一起，所以遺傳和環境這兩個因素很難區分，造成研究上的難題。被收養的兒童就沒有這個困擾，他們帶著親生父母的基因（先天遺傳），卻在另一個毫無血緣關係的家庭裡成長（後天環境），遺傳與環境因素很清楚被區隔開來。

所以被收養兒童的調查資料非常可貴。只要把他們罹患疾病的機率，分別跟親生父母及養父母做比較，就可以知道先天遺傳和後天環境的影響力，哪一個比較重要。

　　當然，兒童被收養時的年齡，是一個重要的變項。兒童被收養時的年齡越小，研究的結果就越有說服力。

　　研究結果再次顯示，越是嚴重的精神疾病，跟遺傳的關聯性越高。例如有調查發現，被領養的兒童長大之後，如果罹患思覺失調症，他親生父母的罹病機率是13%，但養父母的罹病率只有2%。

　　而像酒精成癮，在收養研究中也顯示出跟遺傳的關係。一個酒癮患者的孩子，如果在出生後不久就被滴酒不沾的家庭領養，孩子長大後變成酗酒者的比例，還是比一般人高出三至四倍。

　　憂鬱症的收養研究也顯示，患者的孩子即使從小被其他家庭收養，長大之後還是比一般人有更高的憂鬱傾向。

　　不過，反過來說，如果一個來自健康父母的孩子，卻被罹患憂鬱症的家庭收養，這個孩子的憂鬱症傾向也會升高。換句話說，後天環境對憂鬱症的影響也很大。

　　一般來說，生理性的狀況（例如身高、體型、長相、身心疾病）跟遺傳比較有關，所以血緣的影響力是存在

的。至於生活方式和行為習慣，例如飲食的偏好（是否喜歡吃辣、麵食、酒釀等）、美感品味（是否喜歡音樂、戲劇、古董等）、人際交往活動（是否會在家裡宴客、打麻將等），就跟後天的家庭環境和養育過程比較有關。

遺傳與環境的交互作用

從雙胞胎研究和收養研究可以看出，沒有一種疾病的遺傳率是百分之百，表示精神疾病的發生，除了先天基因條件之外，成長環境也扮演重要的角色。

講到成長環境的影響因素，那就更複雜了。從娘胎子宮內的環境、生產時的狀況、幼兒時的健康情形、家庭、學校、社會階級、經濟條件、文化觀念、教育體制、社交網絡等都包含在內。即使是同一個家庭裡的兄弟姊妹，每天同住在一個屋簷下，所面對的環境因素也不盡相同。

一般來說，環境因素可以分為兩個部分：共同環境因素和個人獨特的環境因素。

比方說，一對兄弟在同一個家庭成長，擁有一樣的父母，面對一樣的親戚朋友和街坊鄰居，吃一樣的食物，就讀同一所幼稚園、小學和中學，這就是共同環境因素。

又比方說，爸爸有酒癮，每次喝醉了就胡亂罵人打人，兩兄弟都逃不掉；或者，媽媽很愛爬山，常常帶著孩子們去郊外踏青，這是兩兄弟的童年回憶，也是兩人之間的共同環境因素。

但是，即使同一個家庭裡，也包含著個人獨特的環境

因素。

　　例如某一對兄弟相差十歲，哥哥出生的時候，家裡並不富有，比較辛苦和拮据，爸媽的年紀也比較輕，缺乏育兒經驗，容易緊張或慌亂。等到弟弟出生的時候，家裡開始有錢了，物質環境和營養都比較充裕，爸媽的年齡也比較成熟，對孩子的養育態度比較放鬆。所以兩兄弟就擁有各自不同的童年記憶和成長經驗，這是屬於個人獨特的環境因素。

　　再舉一個例子。假設哥哥是家中長子，小時候很受祖父母疼愛，經常回到鄉下度假，快樂地在田野和溪流間自由奔跑。但是弟弟出生之後，祖父母已經不在了，所以哥哥對祖父母的孺慕之情，以及對鄉間生活的喜愛和緬懷，弟弟完全沒有體會到。這也是個人獨特的環境經驗。

　　又比方說，爸爸的脾氣不太好，對長子的要求很嚴格，哥哥只要犯錯或頂嘴，就常常挨罵被打。弟弟看到哥哥被揍，從小就學會察言觀色，處處表現得乖巧聽話，懂得討爸爸歡心，所以比較受疼愛，很少被打罵。這也造成了兄弟兩人不同的個人環境。

　　從這些例子可以了解，環境因素的可能變項非常多，很難逐一分辨，同住一個屋簷下的兄弟姊妹，既有共同的

環境因素，也有各自不同的成長經驗和記憶。到底哪一些因素是致病因子？很難確認。這也是研究上的困難所在。

原來，個性也會遺傳

除了精神疾病外，讓人好奇的是：個性也會遺傳嗎？

我們常聽到有人這樣說：

「他的個性很固執，就跟他爸爸一模一樣。」

「不要說我性子急，我媽才是急驚風呢！我是從她那兒遺傳來的。」

「他們一家子都很熱心，很樂意幫助別人。」

「我們全家都很愛哭，哭點很低，每次一起看電視劇和電影，全家常哭成一團，面紙用掉一大包。」

「她爸爸是藝術家，難怪她這麼有品味和美感。」

「我女朋友全家的脾氣都很暴躁，每次吵架都驚天動地，很嚇人呢！」

「我妹的個性像我爸，很龜毛，我的個性像我媽，大而化之。」

家人之間的個性往往有很多相似處，這好像也是一種家族聚集。個性到底是先天遺傳？還是後天環境造成呢？

　　在新生兒身上，可以看到天生氣質的存在。例如有些嬰兒很活潑愛笑，喜歡跟人互動，有些嬰兒比較乖巧文靜，自得其樂。有些嬰兒比較沒耐心，肚子餓了就哇哇大哭，有些嬰兒比較含蓄，即使身體不舒服，也只是嚶嚶低泣……。這些個性似乎是與生俱來，跟學習無關。

　　除了性格以外，一家人的生活價值觀和社會態度，也往往很相似。例如商人家庭的孩子，從小就比較有生意頭腦；公教人員家庭的孩子，比較喜歡穩定的生活；軍人家庭的孩子，下一代從軍的比例較高；醫師和律師的家庭，下一代往往也是專業人士。父母是左派，往往孩子的批判性也比較高，追求自由和公平正義，父母是右派，孩子通常也比較信仰傳統價值，政治立場比較保守。

　　從個性到價值觀，經常可以反映出原生家庭的特色。這也是一種血濃於水的遺傳證據嗎？

　　英國知名的心理學家漢斯 艾森克（Hans J. Eysenck）曾經進行長期的研究，發現人類身上有三種個性的特質，確實是跟遺傳有關，那就是外向性（extraversion）、神經質性（neuroticism）、精神病性（psychoticism）。

　　從圖四可以看出，「外向性」的遺傳率是零點四八，也就是說，一個人的性格是內向或外向，有將近一半

（48%）是來自天生遺傳。

　　「神經質性」的遺傳率是零點四九，表示一個人有沒有神經質傾向、情緒是否穩定，有一半（49%）受遺傳的影響。

　　至於「精神病性」的遺傳率零點三五，表示一個人若擁有冷漠無情、自我中心的性格，有三分之一的機率（35%）是遺傳的作用。

　　除了這三種性格之外，艾森克也針對激進主義和硬派作風兩種社會態度進行分析。令人驚訝的是，一個人的政治取向是激進改革派或溫和保守派，竟然有65%是來自父母的遺傳；而一個人是否有人情味、對陌生人是否願意信任且提供幫助、是硬心腸還是軟心腸，也跟遺傳有關（54%）。

〔圖四〕艾森克的性格遺傳研究

性格特質	遺傳率
激進主義	0.65
硬派作風	0.54
精神病性	0.35
外向性	0.48
神經質性	0.49

醫│學│小│常│識

艾森克的性格遺傳研究

英國心理學家艾森克（Hans J. Eysenck）的一生，主要從事人格、智力、行為遺傳學的研究。他運用因素分析法，提出了人格結構的三個重要向度：外向性（extraversion）、神經質性（neuroticism）、精神病性（psychoticism）。

為了方便，有人用首寫的三個字母PEN來表示這個理論。後人將其稱為「三大」（big three）人格模型。

艾森克認為，這三種性格特質，是每個人都有的，只是程度上的強弱不同。它們跟遺傳有關，所以具有相當的穩定性，雖然會隨著外在環境而修正，但基本的性格傾向往往會終生存在。

一、外向性：內向或外向

（一）外向性格的人通常比較喜歡交朋友、活潑、好動、開朗、熱情、衝動、容易發脾氣、不會壓抑、愛講話、喜歡新鮮的刺激、敢冒險、怕無聊、支配性較強。

（二）內向性格的人通常比較安靜、不喜歡太熱鬧和喧嘩的社交場合、內斂、害羞、冷淡、比較壓抑、不喜歡太強烈的刺激、偏好有秩序

的生活和工作、會深思熟慮、較少大發脾

　　　　氣、交友寧缺勿濫、能享受獨處的樂趣。

二、神經質性：情緒穩定或不穩定

　　（一）有神經質傾向的人，通常比較敏感、脆弱、

　　　　　情緒化，容易緊張激動、焦慮不安、擔心害

　　　　　怕、憂鬱、內疚、自責、信心不足、怪罪別

　　　　　人、急躁、不理性、喜怒無常。

　　（二）神經質傾向較低的人，通常比較粗線條，不

　　　　　夠敏感、大而化之、穩重、溫和、慢半拍、

　　　　　不擔心別人的眼光和批評，勇敢坦率，甚至

　　　　　有點白目。

三、精神病性：冷漠無情或同理心

　　（一）擁有精神病特質的人，經常出現倔強、固

　　　　　執、孤僻的個性，比較自我中心，對他人漠

　　　　　不關心、缺乏同理心，嚴重的人甚至會表現

　　　　　出鐵石心腸、粗暴強橫、易怒暴躁、缺乏憐

　　　　　憫心、冷酷無情、有敵意和攻擊性的行為。

　　（二）精神病特質較低的人，通常擁有溫暖、開

　　　　　朗、隨和、關心別人、樂於溝通、交流、願

　　　　　意合作的個性。

不過，關於個性和遺傳率的關係，每個研究得到的數據都不一樣。比方說，有一個以雙胞胎為對象的研究發現，外向性的遺傳率高達60%，表示一個人是外向還是內向，有六成是由遺傳決定。智商IQ的遺傳率是52%，所以一個人的聰明程度，有一半機率來自遺傳，另有34%來自家庭裡的共同環境。

至於暴食症的飲食障礙行為，只有4%跟遺傳相關，有24%來自家庭；對宗教信仰的虔誠度，只有4%跟遺傳相關，有56%來自家庭環境的養成。

由於每個研究得到的數字都不同，所以，我們不必太在意這些數字的差異，最重要的是，經由這些調查可以看出，不只精神疾病會遺傳，個性和價值觀也會遺傳。

當然，遺傳不是唯一的影響因素，因為遺傳率不可能達到百分之百，所以，每一個人的性格特質，包括內向外向、情緒穩定度、倔強固執的程度、對社會的態度、對政治的看法、宗教信仰等等，全都是先天遺傳加上後天環境交互作用的結果。

壓力與體質假說

關於先天遺傳和後天環境的關係，我們可以用「壓力

跟體質假說」作為本章的總結。

　　如果，以個人體質來代表先天遺傳，以生活壓力來代表後天環境，那麼，我們會發現，有些精神疾病跟體質比較有關，有些疾病跟壓力比較有關。

　　若以座標圖來表示（如圖五），橫軸代表體質，縱軸代表壓力，越靠近橫軸右邊的疾病，跟體質越有關，越靠

〔圖五〕壓力與體質假說圖

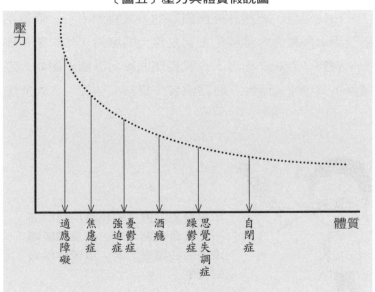

近橫軸左邊，跟壓力越有關。

在所有的精神疾病中，自閉症跟遺傳的關係是最顯著的，思覺失調症、躁鬱症次之，酒癮也有一半機率跟遺傳相關。這些精神疾病體質傾向較強的人，只要小小的壓力，就可能誘發疾病。

至於比較輕微的精神疾病如憂鬱症、強迫症、焦慮症、適應障礙症，跟體質的相關較少，主要是受壓力及環境因素影響。

由此可見，有精神疾病體質的人要特別小心，盡量不要受到太多壓力的侵襲。尤其是重大的壓力（如失戀、離婚、喪親、考試失利等），或長期的壓力累積（例如人際關係不良、家人爭吵、財務困境、學業欠佳等），對於患

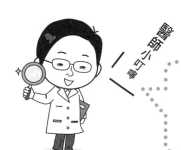

醫師小叮嚀

如果發現家族裡有精神疾病的因子，就要特別注意，盡量減輕環境裡的各種壓力源，以預防疾病的發生。

者和家屬來說，都是很不利的狀況。

　　體質是先天遺傳，或許比較難以改變，但至少我們可以努力改善後天環境的壓力。即使是嚴重的精神疾病，只要能夠降低環境壓力，增加友善的支持系統，都可以讓發病率降低，或增加治療的效果，這是我們可以共同努力的方向。

醫│學│小│常│識

適應障礙症（adjustment disorder）

　　幾年前，日本皇室的雅子妃因為不適應皇室生活的壓力，而出現適應障礙症，使這個輕型精神疾病突然受到眾多矚目。

　　適應障礙症是一種以情緒為主的精神問題，通常是因為壓力引起，加上脆弱易感的個性，導致身心失調的狀況。主要症狀包括：

一、抑鬱的情緒：憂愁、悲傷、哭泣，對一切不感興趣，自卑、自責、悲觀、絕望、無力感等，但未達憂鬱症的嚴重程度。

二、焦慮反應：擔心、害怕、慌張不安、煩躁、無所適從、徬徨、無法面對眼前的一切，也無法規劃未來，也未達焦慮症的嚴重程度。

三、行為障礙：工作效率下降、無法專心、健忘、生活
　　失去規律、不耐煩、容易有攻擊性、青少年表現可
　　能為逃學、叛逆、離家出走等。
四、身體不適：失眠、頭痛、食慾減退、消化不良、胸
　　悶、心悸、窒息感、拉肚子等。
五、社會性的退縮：逃避現實、社交能力降低、獨來獨
　　往、面對他人會產生崩潰感等。
　　適應障礙的病程通常是一至六個月，治療以心理治
療為主，藥物只用於幫助穩定情緒，或舒緩身心症狀，
最終目標還是要讓患者學會釋放壓力，提昇生活適應的
能力。

【第四章】

精神疾病是如何遺傳的？

基因遺傳模式非常複雜，各種影響因素又實在太多，
精神疾病致病基因的研究，迄今仍是困難的工程。

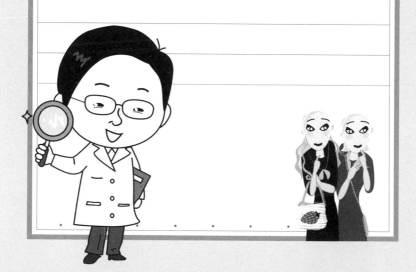

俗話說：「種瓜得瓜，種豆得豆。」龍生龍、鳳生鳳，老鼠的兒子會打洞。每個物種都有不同的基因，透過遺傳作用，世世代代傳遞著相似的外貌和本能。臺灣話也有一個開玩笑的說法：「孩子不能偷生」，因為一看孩子就知道父母是誰，完全無法遁形。

　這些俗語都說明了遺傳的作用力。

　那麼，人類複雜的精神現象和精神疾病，是怎麼遺傳的呢？

　一般人想到遺傳，就認為是「爸爸或媽媽有這個疾病，所以孩子也有這個疾病。一代傳一代」。這樣的講法是沒有錯，但太簡化了。

　其實，遺傳有很多不同的模式和變化，有些狀況看起來不像遺傳，卻與遺傳有關。例如一對父母都很健康，孩子卻罹患精神疾病。這也跟遺傳有關嗎？

　相反的，如果父母有精神疾病，孩子卻很健康，那這個孩子的基因是安全的嗎？

　同樣是兄弟姊妹，為什麼有人生病，有人卻沒事？為什麼有些病只遺傳給兒子，卻不會傳給女兒？為什麼會有「隔代遺傳」的現象？

　還有一種情況：如果一家人出現各種不同的疾病，有

人是思覺失調症，有人是躁鬱症，有人是酒癮，大家的病都不一樣，這樣也跟遺傳有關嗎？……

　　這些林林總總的現象，常令病友和家屬有很多疑惑，也說明了遺傳的複雜性，難以三言兩語講清楚。下面就針對遺傳的規則，做一個簡要的說明。

從一個大家族的病史談起

生物體的遺傳訊息，最主要是靠基因傳遞給下一代。

人類細胞裡大約有三萬個基因，分佈在二十三對染色體上。就是這些基因決定了每一個人的特質，包括外貌、膚色、身高、智商、個性、健康狀況及性別。

人類身上有這麼多基因，不可能每一個基因都完美無缺，難免有病變發生。有些基因的影響力不大，有了缺陷並不會造成問題，但有些基因卻具有關鍵性的影響力，一旦出狀況，身體就產生明顯的障礙。

基因和精神疾病的關係，早在二十世紀就展開研究，但直到二十一世紀，才終於有了突破性的進展。到目前為止，科學家已經找到超過一百個跟精神疾病有關的基因，詳細的遺傳密碼，也逐步在揭祕當中。

2000年5月，英國醫學研究學會蘇格蘭人類遺傳研究所的科學家，首度發現了與思覺失調症相關的基因DISC1（Disrupted-in-Schizophrenia-1）。

該研究小組以三十年的時間，長期追蹤研究一個蘇格蘭大家族K26（化名），這個家族一直飽受各種精神疾病的困擾，家族成員罹患思覺失調症、躁鬱症、憂鬱症的比

例很高，也有人沉溺於酒癮，或具有反社會人格，甚至有人鋃鐺入獄。

　　圖六是K26的簡化版族譜圖，圖中黑色的符號代表發病者（可能為思覺失調症、躁鬱症、憂鬱症、酒癮或反社會人格）。

　　從圖示可以清楚看見，每一代都有人罹患精神疾病。簡單統計一下，第二代有七位家族成員，其中有三位發

〔圖六〕蘇格蘭大家族K26的四代族譜圖

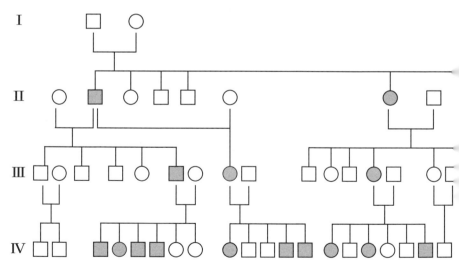

病（佔42.8%），第三代家族成員共二十四人，其中六位發病（佔25%），第四代有三十八位家人，有十九位發病（佔50%）。

　　K26的族譜圖在遺傳學研究上很珍貴，因為它可以上溯四代。一般研究能夠收集到三代的資料，就已經很不容易了。

　　研究發現，原來K26家族裡的這些精神疾病是源自於

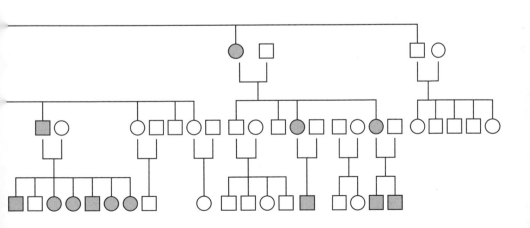

染色體的病變——第一對染色體上的一個區域，與第十一對染色體上的另一個區域，發生了轉位互換的突變，其轉位互換的斷裂點剛好位於第一對染色體上的基因DISC1上，而產生功能缺陷。

後來的研究進一步發現，DISC1對神經細胞的訊息傳導、胞內運輸、能量供應，突觸分泌有重要功能，當它有了缺陷，就造成大腦的功能異常，因而出現許多精神疾病的症狀。

這個案例很獨特，因為目前全世界只發現這個蘇格蘭大家族有這個染色體的變化，其他的家族遺傳研究都沒有出現同樣的突變。在臺灣以五百零七位思覺失調症患者的DNA研究，也沒有找到。表示這個染色體病變引發的精神疾病是非常罕見的。

這種由單一基因突變所造成的遺傳疾病，叫做「單基因遺傳模式」。

如果所有的精神疾病都是單基因遺傳模式就好辦了，因為要找到這個關鍵的致病基因，以目前的科學技術並不困難。罪魁禍首找到之後，只要釐清它的致病原理，再想辦法修補致病路徑中的缺陷，就有可能預防和治療疾病。

但事實上並非如此。絕大多數的精神疾病都不是由單

一基因決定，而是由許多個基因共同作用所造成，這叫做「多基因遺傳模式」。

　　現代人最頭痛的文明病如糖尿病、高血壓、癌症等，也都是屬於多基因遺傳模式。要找出真正的病因，確實困難很多。

　　以下，我們就針對基因遺傳的「單」與「多」兩種模式，分別加以說明。

單基因遺傳模式

　　只要一個基因有缺陷或突變了，就造成疾病的發生，這種一對一的關係，稱為「單基因遺傳模式」。

　　單基因遺傳模式比較單純。例如苯酮尿症、杭丁頓氏舞蹈症、脊髓小腦萎縮症、軟骨發育不全症以及一些罕見疾病，都屬於單基因遺傳模式。

　　人類有二十三對染色體，前面二十二對叫做體染色體（autosomes），第二十三對叫做性染色體（sex chromosomes），主要功能是決定每個人的性別，正常男性的染色體是XY，女性為XX。

　　根據致病基因所在的染色體位置，單基因遺傳模式又可以分成四類：體染色體顯性遺傳、體染色體隱性遺傳、性聯遺傳、母系遺傳（粒線體疾病）。

體染色體顯性遺傳

　1. 顯性遺傳發病率高

　　染色體是成雙成對的，每一對染色體都有兩條，一條來自爸爸的精子，一條來自媽媽的卵子。兩者結合之後，賦予胎兒全新的生命。

顯性遺傳，就是一對染色體中只要一條有缺陷，就很可能會發病。換句話說，父母之中只要有一人罹病，就很可能會遺傳給下一代。

　　這是一種垂直的遺傳，患者的子女不論男女都有50%機率會罹患同樣疾病。

　　例如杭丁頓氏舞蹈症，是一種遺傳性的神經退化疾病，通常到了大約四、五十歲中年時期才會發病，年輕時毫無徵兆，完全健康，所以大多數患者都會結婚生子，直到發病才知道自己是患者。

　　它的症狀是身體開始出現不自主的抽筋、抖動，身體協調功能變差，記憶力受損、智力退化、憂鬱、情緒起伏很大，通常發病後大約十五年左右過世。

　　經過多年研究，終於確定它的致病基因位於第四號染色體上。

　　顯性遺傳的疾病，患者子女有一半機率會發病，所以發病率很高。當我們看到蘇格蘭K26家族的族譜中，每一代都有人罹病，而且男女都有，發病機率接近50%，就可以推測DISC1病變是屬於顯性遺傳。

　　既然是機率，就不是百分百，而是存在著各種可能性。例如現代人孩子生得少，通常只生一個或兩

個，說不定就很幸運地躲過了。但也有運氣比較不好的家庭，即使只生一個，卻偏偏遺傳到了。機率就包含著這樣的不確定性。

顯性遺傳是大家最容易了解的遺傳模式，所謂「龍生龍，鳳生鳳」，「虎父無犬子」這類的俗諺，都在說明一代傳一代的觀念。

2. 基因的穿透力會影響發病率

顯性遺傳的發病率雖然高，但還是存在一些變異，可能影響基因的表現。

比方說，基因缺陷有所謂的「穿透力」（penetrance），亦即會被表現出來造成真正疾病的比率。如果這個基因缺陷不是很強，只有70%的穿透力，沒有達到100%，幸運的話，就算帶有這樣的基因缺陷，也可能不會表現出來。

例如爸爸身上帶有致病基因，卻沒有出現症狀，或者症狀很輕微，大家都不知道，當他把這個基因遺傳給孩子，在孩子身上卻表現出來了，大家就以為是隔代遺傳，其實可能是基因穿透力的問題。

另外一種情況是，家族中成員雖然帶有同樣的基因缺陷，但每一個成員的疾病表現卻不太一樣。例

如上述蘇格蘭K26家族的情形，下一代的精神疾病有不同的種類，包括思覺失調症、躁鬱症、憂鬱症、酒癮或反社會人格。這種現象稱為表現型的異質性（pleiotropy）。

體染色體隱性遺傳

　　一對染色體中，必須兩條同時都有基因缺陷才會發病，如果只是其中一條有缺陷，並不會發病，這叫做隱性遺傳。

　　也就是說，孩子必須從父母雙方各自遺傳到一條帶有致病基因的染色體，才會發病。如果只從爸爸或媽媽身上遺傳到一條有缺陷的染色體，另一條染色體是健康的，那就安全沒事。

　　最常見的狀況是，爸爸媽媽都沒有罹病，卻突然出現一個發病的小孩，這就表示爸爸和媽媽身上都有一條帶著致病基因的染色體，而且只有一條，所以沒事。但孩子卻遺傳到兩條致病的染色體，所以就發病了。

　　這種情況經常發生在近親結婚的家庭，因為父母之間的基因比較相近，若有家族性的基因缺陷，很容易在下一代的身上表現出來。

　　隱性遺傳的發病率大概是百分之二十五，也就是說，如果父母身上都有基因缺陷，卻沒有發病，那麼下一代發病的機率（不分男女）是四分之一。

　　但如果父母有一方已經發病了，另一方帶有一條致病的染色體，孩子的罹病機率就提高到二分之一。

　　隱性遺傳的疾病常是一種水平的遺傳，也就是雙親沒有疾病，下一代卻可能在兄弟姊妹之間出現好幾個患者。

　　例如苯酮尿症（因為先天代謝異常而導致大腦和中樞神經的傷害，引發智能障礙）、海洋性貧血症（血紅素製造不足）、脊髓性肌肉萎縮症（因為脊髓的運動神經元發生漸進性退化，造成肌肉逐漸無力、萎縮）等罕見疾病，都是屬於單基因的隱性遺傳疾病。

性聯遺傳

　　如果致病基因是位在第二十三對性染色體上，就稱為性聯遺傳。

　　性染色體最重要的功能，就是決定我們的性別。嬰兒的性染色體一半來自媽媽，一半來自爸爸，如果從媽媽得到一個X，從爸爸也得到一個X，就是女兒（XX），如果從爸爸處得到一個Y，就是兒子（XY）。

Y染色體很小，帶的基因也很少，所以跟性染色體相關的遺傳疾病多半是來自X染色體，跟Y比較無關。

　　性聯遺傳中比較常見的是隱性遺傳。因為致病基因位在X染色體上，所以，如果爸爸媽媽都沒病，但媽媽的兩個X染色體中，有一個帶有致病基因，當她把這個基因遺傳給女兒，不會有問題，因為女兒有兩個X，只有一個出狀況，並不會發病。但是，兒子唯一的X染色體是來自媽媽，因此兒子就有可能會發病。

　　例如，只要媽媽有色盲症，兒子也會有色盲，但女兒就不一定。其他如蠶豆症（一種先天的代謝疾病，因為缺乏某種酵素，使得紅血球容易受到傷害而產生溶血）、甲型和乙型血友病等，也都是性聯隱性遺傳。

　　至於性聯顯性遺傳則很罕見。只要有一個致病基因就會發病，通常症狀都比較嚴重，女兒或許有機會存活，兒子則往往胎死腹中，或在嬰兒期夭折。例如色素失調症、低磷酸鹽性佝僂症等。

母系遺傳

　　母系遺傳又叫粒線體遺傳（mitochondrial inheritance）。粒線體位於細胞質中。由於受精的過程，精子的細胞核鑽

進卵子裡，而把細胞質留在卵子外面，所以，受精卵的粒線體基因完全遺傳自媽媽。如果粒線體基因有了病變，無法供給細胞足夠的能量，就會引發疾病。

目前已知的粒線體疾病大約五十多種，都是屬於罕見疾病。由於是母系遺傳，只要媽媽生病，每個孩子不管男女都有可能罹病，只是病情輕重不同，輕微的或許只是身材矮小、容易偏頭痛而已，嚴重的卻會造成智能遲緩、抽慉、半身癱瘓等。但如果是爸爸生病，就不會遺傳下去。

多基因遺傳模式

如果疾病並非來自單一基因的影響，而是由許多基因的病變共同造成，就稱為「多基因遺傳模式」。

自從基因解碼之後，科學大幅進展，大部份的單基因遺傳疾病幾乎都已被破解。像是上述的苯酮尿症、杭丁頓舞蹈症、色盲，是由哪一個基因的哪一些變異所造成，科學家都已經很清楚了。

單基因遺傳疾病雖然種類繁多，但多半屬於罕見疾病，只佔了所有疾病人口當中的一小部分（低於20%）。相對地，80%以上的常見疾病都是屬於「多基因遺傳模式」，又稱為複雜疾病，包括大多數癌症、心腦血管疾病、第二型糖尿病、痛風、阿茲海默症（老年失智）、帕金森症、青光眼、黃斑部病變、骨質疏鬆、憂鬱症、肥胖等等，都是由許多基因加上環境因素共同造成。

多基因遺傳模式的研究很困難，因為實在太複雜。除了身體的疾病之外，包括身高、體重、膚色、智力、某些個性和行為模式等，也是許多基因與環境因素共同造成。要如何確認每個基因的影響力，以及彼此之間的交互作用，對遺傳學研究是一項莫大的挑戰。

多基因遺傳模式又可以分為「寡基因遺傳模式」和「多基因遺傳模式」。前者牽涉到的基因比較少，可能只有幾個或幾十個基因；後者可能牽涉到上百個基因。

例如影響身高和體重的基因，就至少超過一百個，再加上後天環境條件（如營養、運動、生活形態等），少說也有兩、三百個影響因素共同作用。可想而知，多基因遺傳模式的研究有多麼困難。

寡基因遺傳模式相對比較單純，所以我們就以它為例，來說明多基因遺傳方式的主要概念。

致病基因一代一代累積，過了臨界點就可能發病

假設，某一種疾病必須有六個致病基因聚在一起，才會發病。當爸爸和媽媽身上各帶三個致病基因，他們並不會發病。他們的兒女如果遺傳到四或五個致病基因，也不會有事，但若遺傳到六個基因，就可能會發病了。幸好這樣的機會並不算高。

然後，這些帶有四或五個致病基因的兒女，日後結婚的配偶如果也有四到五個致病基因，夫妻兩人雖然都沒病，但是下一代得到六個基因的機會就提高很多。

這個例子可以解釋大多數人的疑問：「為什麼我跟太

太都沒有病，也沒有家族病史，卻突然生出有精神疾病的孩子？」

這很可能是家族裡有人帶著致病基因，但一直沒有達到發病的數量，所以一代一代都還算健康。但致病基因卻默默地一代一代逐漸增加，直到某一代，致病基因的數量累積到接近發病邊緣，又碰到帶有致病基因的配偶，雙方加在一起的致病機率突然提高，孩子罹病的機會也就明顯浮現。

光譜性疾病，可能跟致病基因的數量有關

這也可以用來了解「光譜性疾病」現象。帶有五個致病基因的家族成員雖然不會發病，可是累積到五個致病基因，可能會有某些作用力開始浮現，而產生一些異常的表現，例如思覺失調症家族中常出現A群人格，躁鬱症家族中常出現高情緒活力的人格。

因此在評估家族遺傳風險時，最好連健康的家人也要一起接受詳細的臨床評估，若有某些異於常人的個性，暗示他可能帶有較多數量的致病基因，他的後代會發生精神疾病或光譜性疾病的風險也較高。

以上是用六個致病基因來舉例，但事實上每一種精神

疾病的基因缺陷可能都多達數十個或數百個，到底確實數量是多少？包含哪一些基因？它們分別位在哪裡？為什麼這些基因病變加在一起會導致生病？……很多謎團直到今日還沒有完全定論。

　　基因的交互作用很複雜，同一種疾病，在每個患者身上可能有不一樣的表現，輕重程度也不一樣。以六個致病基因為例，通常還要加上某些環境因素才會發病，所以，有的患者是因為這六個基因病變造成，有些患者是另外六個基因缺陷造成；有時候爸爸和媽媽的致病基因碰在一起，會互相抵消，有時候卻會互相加乘，變得更嚴重；有些人雖然帶有六個致病基因，卻擁有良好友善的成長環

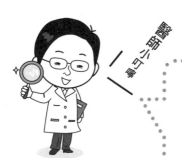

醫師小叮嚀

以科學的方法，尋找基因變異和精神疾病的關係，不但有助於疾病的預防和治療，也可以讓疾病去神祕化、去汙名化，保障精神障礙患者的人權。

境，因此只出現一些光譜性疾病；有些人雖然只帶著五個
致病基因，卻生活在嚴苛而困難的環境之中，因此早早就
發病……真是各種情況都可能產生。

　　由於影響因素實在太多，有各種可能性存在，所以關
於這類複雜疾病的基因遺傳研究，目前仍然是非常困難的
工程。

【第五章】

眾裡尋它千百度：
致病基因在哪裡？

許多難以治癒的複雜疾病在基因解碼後而稍露曙光，
可是精神疾病的致病機轉，仍有許多待解之謎。

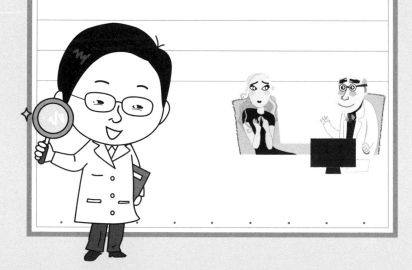

人體細胞裡有三萬個基因，分佈在二十三對染色體上。科學界要如何找出每一種精神疾病的致病基因？如何確認它們的致病機轉？如何針對這些致病機轉找到預防和治療之道？……這些是基因遺傳學很重要的研究目標，也是目前很先進的跨學科整合潮流。它有點深奧，我盡量以簡要的方式來說明。

染色體、DNA與基因

　　染色體位在細胞核裡，是由蛋白質和DNA（去氧核糖核酸）所組成。在高倍顯微鏡下可以看見DNA是一條很長的雙螺旋鏈，就像一個螺旋形的樓梯，有很多密密麻

〔圖七〕DNA的構造圖

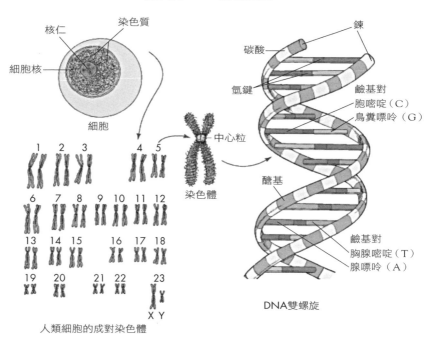

核仁　　染色質

細胞核

細胞

中心粒

染色體

1　2　3　　4　5

6　7　8　9　10　11　12

13　14　15　　16　17　18

19　20　　21　22　　23
　　　　　　　　　　X Y

人類細胞的成對染色體

鍊

碳酸

氫鍵

鹼基對
胞嘧啶（C）
鳥糞嘌呤（G）

醣基

鹼基對
胸腺嘧啶（T）
腺嘌呤（A）

DNA雙螺旋

麻的梯階，每一個梯階都由成對的「鹼基」所構成（如圖七）。

人體總共有三十億個鹼基對，數量很龐大，成分卻只有四種，分別是A（腺嘌呤）、G（鳥糞嘌呤）、T（胸腺嘧啶）、C（胞嘧啶）。它們兩兩成對，而且一定是A與T配對，G與C配對，構成雙螺旋鏈的梯階。這四種成分排列出三十億個串連的序列，就構成了每個人獨特的遺傳密碼。

基因就是一小段的DNA分子，它所包含的鹼基對組合，就是基因序列。例如圖八的基因排列，沿著左邊念下來是G-T-A-G-A-G-C-A-T-C-T-A-T-G……，就代表了一串遺傳密碼。

其實，人類的遺傳密碼有99.99%都一樣，你我之間的差異只有0.01%而已。而人類跟猴子的差別之處，可能也只有1%到2%而已。

奇妙的是，每個人的基因就這麼一點點排序上的差別，但是表現

〔圖八〕DNA模型圖：
雙螺旋結構，以配對出現

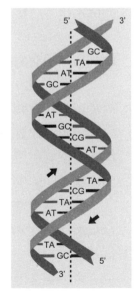

出來卻 差很大 ，每個人都有不同的長相、膚色、眼球顏色、體型、智能、嗜好、才華、體質等。因為有多達三十億個鹼基對，即使只是0.01%的差異，就可以創造出各式各樣的變化。

更何況人體除了DNA，還有更複雜的RNA（核糖核酸）和蛋白質成分，不同的組合方式讓每個人變成獨一無二的個體，不但外貌不一樣、個性不一樣、聰明才智不一樣，連得到心血管疾病、失智症、癌症、氣喘、精神疾病的機率也不一樣。

精神疾病相關的基因變異

可想而知，要從三十億的鹼基對中，找出有哪些變異是跟疾病有關，或者要從三萬個基因當中，找到致病缺陷的位置，確實是相當困難的。但是為了疾病的預防和治療，科學家們還是會致力研究，希望揭開基因、遺傳與精神疾病之間的複雜聯結。

首先要澄清的是，雖然每個人都有三十億個鹼基對，你我彼此之間其實有相當程度的不同，這些不同，我們稱為基因多型性（基因變異)，大部份的基因變異是無害，或不會影響基因功能及外表性狀的，少部分的變異決定了

你我各方面的不同，而更少的部分才可能與疾病有關。

　　而根據這些基因變異的性質，主要分為兩個部分：結構性變異及鹼基對變異。

　　結構性變異是指一大段的鹼基對在染色體的結構上產生重複、缺失、轉位、倒置等變化。鹼基對變異是指小片段的鹼基對發生變化，包括單一核苷酸變異（SNP）（例如原本該位置是A〔腺嘌呤〕的鹼基變成G〔鳥糞嘌呤〕的鹼基），多了幾個鹼基對，或少了幾個鹼基對等變異。

　　因此基因變異與精神疾病的關係，簡單的說，可以分為結構性變異及鹼基對變異兩種；而基因變異在一般人口發生的比率來分，可分為常見變異及罕見變異。

　　絕大部分的結構性變異屬於罕見變異，而鹼基對變異，則有常見及罕見的分別。常見變異在一般人口發生的比率，大約在百分之五以上，而罕見變異則低於百分之一到千分之一。

　　一般而言，常見的基因變異所造成的病理影響通常很小，例如如果你帶有這個常見的變異，你的得病機率可能只是沒有這個變異的人的一點一倍而已；而罕見變異通常造成的病理影響比較大，例如如果你帶有這個罕見變異，你的得病機率可能是沒有這個變異的人的二至二十倍。

醫｜學｜小｜常｜識

找尋致病基因的方法

　　想要在二十三對染色體、三萬個基因、三十億的鹼基對中，找到致病基因，就像大海撈針、大地尋寶一樣。目前常用的方法有下列四種：

一、連鎖與關聯分析：
（Linkage and association analysis）

　　　　這兩種都是基因定位的方法。連鎖分析常用於收集一個很大的家族，可以找到與這個家族疾病相關的染色體區域，再進一步找到致病基因。通常使用於單基因遺傳模式，非常有效。但是對於複雜的精神疾病，其統計效力就顯得不足。

　　　　關聯分析分成兩種，一種是病例對照法，一種是家族的關聯性研究，基本上都是將疾病組和對照組比較，針對某一些基因變異的頻率是否有顯著的不同，如果是，表示這個基因的變異可能跟這個疾病是有關的。這個研究方法如果收集到足夠數量的患者，是可以使用於複雜疾病的。

二、全基因組關聯研究：

（Genome wide association study, GWAS）

　　主要是為了尋找常見的SNP（DNA序列中的單一核苷酸變異，說明見第114頁），透過大量的病例對照樣本，找到跟這個疾病相關的常見基因變異。

三、複製數目變異：

（Copy Number Variation, CNV）

　　是一種全基因組的CNV掃瞄，透過大量的案例和對照組比較，找出相關的CNV。

四、外顯子組定序與全基因體定序：

（Exome sequencing and whole genome sequencing）

　　外顯子組（Exome）是基因體中的蛋白質區域，包含三千萬個鹼基對，雖然只佔全部三十億鹼基對的1%，但是有85%的DNA病變都來自這個區域，所以，它比全基因體定序更有效率而且經濟。

　　目前的科學技術已經可以做到針對三十億鹼基對的全基因體定序，這可以提供最完整的資訊，但在統計分析和經濟花費上，還有很大的進步空間。

以下就來介紹與精神疾病相關的結構性變異，以及罕見與常見的鹼基對變異。

結構性變異

　　每個人身上都有二十三對染色體，只要任何一個染色體產生變異，例如重複、缺失、轉位、倒置，就可能造成異常或疾病。

　　這些染色體的變異，有可能是突變產生，也有可能是從家族遺傳而來。一旦帶有這種變異，就有可能會繼續傳給下一代。

　　例如蘇格蘭K26家族的精神疾病，就是來自染色體的變異，導致第一條染色體上的DISC1基因發生異常。後來，這群愛丁堡研究團隊又在另一個思覺失調症的病患家族身上，找到另一個致病基因PDE4B，這是由於第一對和第十六對染色體發生轉位。PDE4B和DISC1都跟細胞的訊息傳遞有關，當發生病變，就會影響到學習、記憶和情緒的功能。

　　上述這兩個染色體變異的家庭，屬於非常罕見的情況。他們的染色體變異在顯微鏡下清晰可見，有一大片段長度大於一百萬個鹼基對發生變異。

　　隨著科技的進步，科學家使用先進的研究方法，偵測到小於一百萬個鹼基對以下的結構性變異，結果發現，

人類基因體約四分之一帶有各種結構性變異，包括整段DNA的缺失（deletion）或重複（duplication），長度從一千個鹼基對到一百萬個鹼基對不等。這種尺度的鹼基對變異，稱為「複製數目的變異」（copy number variation, CNV），這類變異有些是正常的，但有些可能會與疾病相關。

目前與精神疾病最確認相關的CNV是「第二十二對染色體長臂微小缺失症候群」（22q micro-deletion syndrome）。當第二十二對染色體的22q11.2區域發生DNA片段的缺失時，在臨床上常會出現「顎-心-臉症狀群」（velocardial facial syndrome），導致小兒有裂顎、副甲狀腺發育不全、心臟血管異常，或智能遲緩的現象，但也有些人雖然帶有結構性變異，卻沒有這些身體上的表現。

目前的研究顯示，帶有這個染色體異常的患者，有精神疾病的比率約為五分之一，包括思覺失調症、自閉症、過動症、強迫症、憂鬱症等，其中以思覺失調症最多。這個變異會阻礙大腦的海馬迴與前額葉皮質之間的溝通，造成認知與記憶的障礙。

其他與精神疾病有關的CNV還包括1q21.1、2p16.3、3q29、15q11.2、15q13.2、16p11.2、17p12等，其中大部

分屬於染色體片段的缺失。帶有這些結構性變異的人,得到精神疾病的比率約為正常人的二到十五倍,較常見的有智能障礙、發展遲緩、癲癇、自閉症、思覺失調症、過動症、躁鬱症等。

　　上述的結構性變異皆屬於罕見變異,在一般人身上發生的比例少於千分之一,而在精神疾病患者身上,所有已知的結構性變異累積比例卻可達到百分之二到三。

醫｜學｜小｜常｜識

染色體位置的代號

　　染色體呈長條狀,可以分為長臂(q)和短臂(p)兩部分,再細分為不同區域。所以,當我們在研究染色體的病變時,會給它一組代號,代表它的所在位置。

　　例如6p24,表示這個病變位於第六對染色體短臂第二區域的第四小區域;22q11.2表示第二十二對染色體長臂第一區域的第一個小區域內的第二次小區域。依此類推。

　　值得注意的是，儘管這些結構性變異可能牽涉相當大片段的DNA缺失，也可能造成基因功能的缺損，但仍有些人即使帶有這些結構性變異，表現卻完全正常。

　　帶有這些變異的人，會有這麼多種不同的精神疾病表現，主要因為這種CNV常常跨越多重基因的區域，每個人的缺失片段長度不一，影響到的基因位置也因人而異，因此產生各種不同的精神或神經障礙表現。

　　目前已有全基因體掃描的方法可以偵測到染色體上所有的CNV，但並未在臨床上大量使用於精神疾病的篩檢或遺傳諮詢上，因為真正帶有此類變異的精神疾病患者仍屬於少數。況且除了基因遺傳之外，還有其他許多原因會導致精神疾病。

　　但是臨床上若患者帶有多重且嚴重的精神神經障礙，例如智能障礙、自閉症、癲癇、思覺失調症等，再加上一些微小身體外觀異常（minor physical anomalies），例如低位耳（low set ear）、下顎骨發育不全（micrognathism）、眼距過長（telecanthus）等，可以考慮這方面的檢查。

罕見的鹼基對變異

所謂罕見的鹼基對變異，表示發生頻率通常低於百分之一，甚至千分之一以下。這類鹼基對變異雖然罕見，但是它所造成的病理影響卻相當大，往往會使發病的機會提高到三倍到十倍之多。

儘管如此，這些罕見的鹼基對變異通常也不是致病的唯一因素，需要加上與疾病相關的常見基因變異的背景及環境因素，才會致病。

這些變異通常發生在基因的重要位置，例如要轉譯成蛋白質的片段，產生單一核苷酸的變異，造成蛋白質功能的改變，或是在某些關鍵位置的幾個鹼基對當中，發生了缺失和重複，造成基因比較嚴重的功能缺失。

今日科學的進步，已經可以進行「全基因體外顯子掃描」和「全基因體掃描」的技術，因此在可見的未來，這些罕見的基因變異都有可能被找到。

跟精神疾病相關的罕見基因變異，通常有兩種情況，第一是從突變來的，第二是從家族遺傳來的。

突變的可能性

　　許多病友和家屬經常會問到一個問題：「精神疾病有沒有可能是來自突變？」在過去，要回答這個問題並不容易，因為科學技術還沒有辦法偵測到單一鹼基對的變異。但目前的科學證據顯示，精神疾病確實有可能是父母親的精子或卵子產生突變所造成。

　　一般而言，高齡產「父」的精子細胞更容易發生單一核苷酸的「新生突變」（de novo mutations）；而高齡產「婦」的卵子細胞則有較高風險發生染色體的變異。

　　根據流行病學資料顯示，思覺失調症與父親的生育年齡有明顯相關。父親年紀越大，孩子罹患思覺失調症的比例也較高，這種現象可能與父親年齡越大，精子產生新的突變越高有關。

　　而這兩年的全基因體外顯子掃描研究發現，雙親皆沒有罹病的思覺失調症患者的新生突變，明顯比正常對照組為高，且發生在可能影響基因功能的區域的機會也顯著較正常對照組為高。自閉症的基因研究也有類似的發現。

　　因此如果家族中都沒有精神疾病病史，只有一個人罹患嚴重精神疾病（思覺失調症、自閉症）的話，是有可能跟父母親的精子卵子細胞產生罕見的基因突變有關。要偵

測這類基因變異，需要雙親及患者同時接受基因檢測，才可能發現相關基因變異。

至於產生突變的原因，除了與父母親的年齡有關以外，是否與食物、空氣、水、土地、日常用品常受到有毒化學物質的汙染有關，就需要更進一步的研究和探討。

家族遺傳的罕見基因變異

如果有明顯的精神疾病家族史，也有可能是由於最近幾代某一位祖先的基因產生罕見的突變，而這個變異致病性很高，所以會明顯地往下一代傳遞，造成明顯的精神疾病家族史。

最近的研究發現，在每代皆有人罹患思覺失調症的幾個三代家族中，思覺失調症患者皆帶有某些特定的罕見基因變異，代表這些罕見的基因變異可能與該家族中的思覺失調症罹病有關，屬於該家族特有的罕見基因變異。

因此，如果精神疾病家族史很明顯，有可能與家族遺傳的罕見基因變異有關，若要偵測這類基因變異，需要整個家族罹病及未罹病的成員一同接受基因檢測，才能確認是否有與疾病相關的家族遺傳的罕見基因變異。

常見的鹼基對變異

　　人體有許多常見的基因變異，出現頻率超過1%，其中最常見的是「單核苷酸多型性」（single neucleotide polymorphism, 簡稱SNP）。SNP是人類基因體最常見的變異，平均每三百個鹼基對就可能有一個SNP，到2012年為止，科學界已經找到超過五千四百萬個SNP。

　　這些常見的SNP多半位於不會干擾到基因功能的位置，通常不會造成傷害，所以才會在演化過程中被保留下來，成為常見的變異。

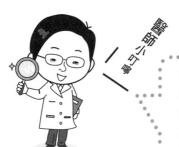

醫學小常識

精神疾病如何遺傳？還有很多奧祕尚未解開。所以，如果家人罹病，千萬不要怪罪任何人。認真接受治療，互相鼓勵支持，以樂觀的心態面對疾病，就可以走上康復之路。

2014年7月，由三十五個國家、八十多個研究機構共同組成的「精神疾病基因體聯盟」（Psychiatric Genomics Consortium, PGC）集合了三萬多個患者，十一萬多個正常對照個案的研究，發表了一篇研究報告，發現在一百零八個基因上的一些SNP與思覺失調症有顯著相關，其中絕大多數都是常見的基因變異。它們個別對疾病的影響力都不大，可能要集合很多的基因變異，才會對疾病產生明顯的影響。這些基因大多與多巴胺（dopamine）受體，穀胺酸（glutamate）神經傳導路徑的分子，鈣離子通道及免疫系統相關基因有關，因此這些基因的生化生理的路徑，是未來發展新藥的新方向。

醫|學|小|常|識

臺灣思覺失調症的基因研究成果

　　近幾年來，全世界的分子遺傳學都在突飛猛進，臺灣的醫界也針對基因遺傳與精神疾病的關係，積極進行研究。

　　思覺失調症雖然是一個疾病名稱，但它其實包含了許多不同層面的表現症狀。我們發現，不同的基因可能跟不同的症狀有關，比如DISC1、PPP3CC與持續注意力缺損有關，讓患者沒辦法專注，會一直動來動去，無法傾聽與溝通。

　　其他研究團隊也發現，CHRNA7基因跟大腦的過濾雜音功能有關，若有基因缺損，會讓大腦一直處在刺激過多的情況，神經變得很緊張、疲憊。

　　國內已經找到二十三個基因可能與思覺失調症有關。至於國外的研究，也不斷傳出最新的發現。此外，關於躁鬱症、憂鬱症、酒癮、自閉症等精神疾病，也有研究團隊或學者在進行相關研究。

【第六章】

精神疾病與遺傳諮商

遺傳諮詢可協助減少發病機會、
做出最適合的人生規劃。
若個別化醫療能早日實現，
精神醫學從預防到治療將更臻完善。

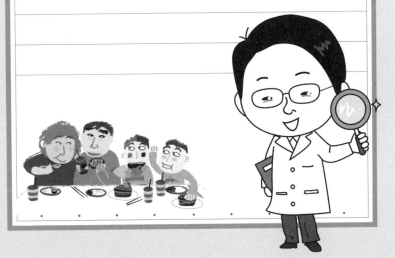

　　了解精神疾病的遺傳基礎之後，我想，各位讀友最關心的，就是在現實生活裡，如何運用這些相關知識，來評估遺傳疾病的風險，幫助我們進行重要的人生規劃（例如結婚生子），並且做好最佳的預防，盡量減少疾病發生的機會，不讓精神疾病繼續在家族間流傳。

　　這樣的評估過程，我們稱之為遺傳諮詢（genetic counseling）。

　　根據1975年美國人類遺傳學會的定義，「遺傳諮詢」是一種溝通的過程，用來處理家庭中遺傳疾病發生與再發率的問題，在此過程中，專業人員對個人或家庭提供以下的協助：
　　一、了解醫療事實，包括診斷、可能的病程以及治療方式等。
　　二、了解疾病的遺傳型態及再發機率。
　　三、針對此再發率，討論可能有的選擇。
　　四、衡量疾病的再發率與家庭的目標，做出最適合個人或家庭的決定。
　　五、針對遺傳疾病及再發率，做出最好的調適。

除了這些目標之外，遺傳諮詢還有一個重要的附帶功能，就是可以把它視為個人或家族的心理治療過程。

　　對於病友和家屬來說，精神疾病帶來許多痛苦，他們很渴望了解為何會生病，以及未來該如何防範。透過跟遺傳諮詢師的討論，他們可以訴說和疾病相處的故事，表達內心的焦慮和擔憂，並得到具體的建議，宛若一趟心理治療的過程。

　　受苦的人比平常人更需要安身立命的理由。我們希望透過遺傳諮詢，減輕患者和家屬的自責與恐懼，並且傳達這樣的態度：「在可以努力之處盡量改善，在人力所不及之處，學習接受命運的不確定性。」這觀念對患者的整個家族是很重要的，這也是遺傳諮詢的目標之一。

風險性評估

經過前面幾章的說明，大家應該可以了解，精神疾病的遺傳非常複雜，牽涉到很多基因之間的相互影響，以及基因與環境之間的交互作用。所以，在遺傳學上，沒有百分百的定論，只能推測相對發病的風險。

遺傳諮詢在進行風險評估時，主要依據兩個主要準則：

第一，假設你的家族裡面有較多精神疾病患者，那麼，你身上帶有致病基因的可能性就比較高。

第二，發病的親人跟你的血緣越近，你帶有致病基因的數目可能也較高。

換句話說，假設你的家族中，往上追溯三代、四代，都沒有人罹患精神疾病，那麼，你帶有致病基因的數目可能比較低。

以第一章提到的何小姐為例（圖一），從她的家族病史來看，她的哥哥（一等親）、旁系親友（叔叔伯伯、阿姨是二等親）都有人罹患躁鬱症。根據以往的研究推估，如果一等親和二等親都有人發病，何小姐罹患躁鬱症的機率大約是9%到18%之間。

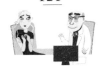

　　這是指終其一生的發病機率。她目前才二十七歲,雖然沒有任何症狀,但不能保證未來沒事,不過機率並不算高,這是值得欣慰的事。

　　但是從9%到18%,風險範圍還是相當大,偏9%不滿一成,偏18%就接近兩成了。此外還有一個評估要進行,那就是何小姐是否有躁鬱症光譜性疾病的症狀表現。如果何小姐的情緒一直很健康,那她罹病的機率可能較接近9%,屬於偏低的一端。相反地,如果她的情緒向來不太穩定,喜怒哀樂變化很大,具有高情緒表露人格(這是躁鬱症常見的光譜疾病),那麼她可能帶有較多致病基因,未來的罹病機率比較偏高,可能是較接近18%的那一端。從光譜性疾病的角度來觀察,可為評估風險提供一些參考訊息,但這也只是參考,而不是絕對。

　　此外,何小姐的媽媽有憂鬱症,兩位阿姨也罹患憂鬱症,由此推斷,何小姐身上攜帶的憂鬱症基因,可能比一般人多出一些。

　　這些關於發病機率和致病基因數量的推測,就是屬於第一個準則。

　　至於第二個準則,讓我來請問大家一個問題:如果,何小姐的家族裡,「只有哥哥發病,其他二等親完全沒有

生病」，跟「二等親有許多人發病，但哥哥沒病」，以這兩種狀況來推測何小姐的發病率，哪一種機率較高呢？

答案應該是前者——親等越靠近的，發病的機率較高；親等較遠的，基因的關聯性較低，發病率也較低。所以，血緣的遠近，也是我們評估風險的一個重要參考。

再次提醒，以上所說的都是機率問題。遺傳機率沒有絕對的百分百，而是存在著各種可能性和變異的例外。基因的神祕作用，在每個人和每個家族身上，可能展現出不同的故事。更何況，還有後天環境的影響呢！

我們評估風險的目的是為了做好預防的準備，而不是被擔憂和恐懼所籠罩。千萬不要因噎廢食，因此而受疾病陰影的束縛，背負了許多不必要的心理壓力。

婚姻與家庭計劃

對病友和家屬來說，還有一個很關心的主題，就是婚姻和生兒育女。

沒有人願意將疾病遺傳給下一代，但是，也沒有人應該放棄追尋幸福的權利。到底要不要生小孩？會不會有遺傳風險？孩子罹病的風險值有多高？……，對當事人來說，也很需要遺傳諮詢提供資訊和建議，以便進行判斷和選擇。

譬如前述的何小姐，當她面臨婚姻選擇時，除了擔心自己未來的罹病機率之外，也會擔心下一代的健康。這時，我們就要幫助她進行家庭計劃方面的評估。

首先要強調的是傳統上認為交友等於結婚，結婚等於生兒育女，但以現代觀念或以個人的生命歷程來考慮，這三者並不存在必然的關係，因此可以分開考量。

交友與結婚的考量

交友的考量在於病友經營與維持親密關係的能力，對親密關係中衝突的處理能力，以及萬一受挫時的壓力是否可以忍受，會不會造成疾病的復發等。我們必須從整體來

評估正面與負面的影響。

　　至於結婚,除了有以上的考量外,還要考量彼此的親友人際關係(婆媳、翁婿等關係)對兩人親密關係的影響,彼此對婚姻承諾信守的程度,以及因為婚姻而需要多擔負的責任所造成的壓力等。若是個案確定已經罹病,此時的重點在如何讓對方了解他(她)罹病的情況,協助預防疾病的復發,以及早期偵測發病的徵兆,及早協助處理。如果個案目前沒有生病,但是屬於遺傳的高危險群(如前述何小姐的例子),此時重點在於個案個別發病風險的評估,以及如何減少與發病有關的環境因素,預防疾病的真正發生。

生兒育女的風險

　　生兒育女的考量就更複雜一些。精神疾病是否會遺傳給下一代,其風險性為多少?要如何減少遺傳的風險性、幫兒女減少可能的環境危險因子,則是重點。

　　首先,如果本身已是精神疾病的患者,該如何考量呢?如果兩位相同精神疾病的病友結婚生育下一代,其遺傳風險有加乘作用。舉例來說,一位思覺失調症病友與健康且沒有明顯家族史的伴侶結婚,下一代罹病比率約為

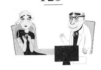

10%。可是如果兩位思覺失調症病友結婚生子,下一代罹病比率會接近一半,風險增加相當多;若是兩位躁鬱症病患結婚,下一代的風險也差不多接近一半。其他精神疾病的風險雖然沒有那麼高,但是仍可見明顯的加乘作用。因此臨床上有時候若有兩位罹患同樣精神疾病的病友結婚、想生育下一代,就要更加審慎的考慮其遺傳風險。若是兩位罹患完全不同的精神疾病(非屬於同一種光譜性疾病)的病友結婚,加乘作用就沒有這麼明顯,此時下一代罹患這兩種精神疾病的風險會比各自與健康伴侶的風險略高一些,但的確可能生下同時患有兩種精神疾病的兒女,例如思覺失調症的病友與情感性精神疾患(躁鬱症)的病友結婚,下一代罹患思覺失調症略高於10%,而罹患情感性精神疾患的風險也略高於10%,但有較高的風險出現情感性思覺失調症(兩者的混合型表現)。

其次,如果本身目前沒有精神疾患,而是家族中有精神疾病的病史,這時遺傳風險評估最重要有兩點:一是自己本身是否可能發病?二是家族中生病的家人與自己的親等關係。

遺傳風險評估的兩大要點

關於第一點，有兩個考量：一是自己是否已經過了發病危險年齡？例如思覺失調症的危險發病年齡一般認為是在四十到四十五歲之前，若超過這個年紀沒有發病，之後發病的比率會大幅降低，而躁鬱症的發病危險年齡則更晚；二是自己雖然目前沒有精神疾病，但是否有該精神疾病的光譜性表現或前驅症狀？例如思覺失調症的光譜性表現及前驅症狀為人際關係過度敏感，非常容易覺得別人是故意針對自己，偶有神奇性的思考，特殊的知覺經驗（如短暫性幻覺、錯覺等），人際過度退縮，極少與親友互動，情感表現過度侷限，動機興趣缺乏等。躁鬱症的光譜性表現為情緒表達過度強烈，起伏過大，常有尚未明顯影響生活功能的輕躁或輕鬱，及酒精濫用的問題等。

至於第二點，則要考慮家族史中生病的家人與自己的親等關係，若是自己的一等親有精神疾病，而自己偏向於健康正常（沒有光譜性表現或前驅症狀），這時對個案的下一代而言，是二等親有精神疾病。以遺傳性較明顯的思覺失調症及躁鬱症而言，若其他親屬皆無精神疾病，此時下一代的遺傳風險約為2~3％左右，比起正常人1％的風險，並未升高許多。但是如果自己本身有精神疾病的光譜

性表現和前驅症狀，此時下一代的罹病風險約為8~10%。

　　遺傳是來自父母雙方，所以對何小姐來說，生育的風險值除了考量本身的家族病史，也要同時分析男友的狀況。如果她的伴侶也是來自躁鬱症或憂鬱症發病率較高的家庭，那麼，他們的下一代出現躁鬱症或憂鬱症的機率，肯定比一般人要高。如果她的伴侶完全沒有家族病史，下一代的發病機率就相對較低。

　　儘管如此，難道風險較高就不要生兒育女嗎？有沒有辦法在懷孕、生產、教養的過程中，預防精神疾病的發生呢？當然是可能的。應該怎麼做，請看下一節環境因素的預防。

環境因素的預防

當我們講到精神疾病跟環境的關係，一般人總是想到心理壓力、情緒困擾和外界的刺激。其實，生理的條件和身體的狀況，例如營養不良、缺乏運動、子宮內的感染、癲癇、腦傷等，對精神疾病而言，也是非常重要且直接的環境因素。

尤其對於重大的精神疾病，例如思覺失調症、躁鬱症、自閉症等，受到先天遺傳、體質、生理環境的影響更大。這些影響多半在生命早期就已形成，往往在兒童期或青春期就開始發病，所以通常也屬於早發性的疾病。心理情緒的壓力應算是觸動這類疾病發作的媒介，而真正重要的環境病因在懷孕、生產、嬰幼兒、兒童期等生命早期已經形成。

相較之下，比較輕微的精神疾病如輕型憂鬱症、焦慮症等，主要是受到心理因素和壓力的影響，跟生理環境的因素關係較小。

所以，要預防重大的精神疾病，生命早期的生理環境健康與否，非常重要。

如果確知自己或伴侶是屬於遺傳高風險性的族群，

那麼，為了下一代的健康，從計畫懷孕開始，就要特別注意。隨著孩子的成長，各種內在與外在環境的刺激越來越多，更要小心防範壓力的傷害。最好父母和孩子都要學會放鬆技巧，適度紓壓，讓兩代都能保持精神健康。

周產期的預防：照顧子宮的營養與健康

針對懷孕及周產期的保護措施，我在這裡提出幾個簡單的原則，提供各位參考：

1. 關於出生的月份：以思覺失調症來說，根據統計，冬天出生的小孩比夏天出生的小孩發病機率略高，大約是一點一至一點二倍左右，緯度愈高的國家會愈明顯。所以，如果是屬於思覺失調症遺傳高風險族群計劃懷孕時，可以盡量避免孩子在冬天出生。雖然機率增加的比例不算高，但是能減少一些風險總是好事。

2. 子宮環境的照顧：在懷孕期的時候，要特別注意補充營養，避免子宮內的感染，或胎兒缺氧的情況。尤其如果擔心自己的體質或基因有缺陷的話，更要做好定期產檢，將子宮內的環境盡量調好，增加胎兒的強健，對於一般的流行性感冒、疱疹和病毒的

感染，也要特別小心，在流行期，避免出入人多的
公共場所，減少感染的機會，這些也都是我們可以
努力掌控的。

3. 生產過程：密切注意生產時的狀況，胎兒通過產道
時小心不要發生缺氧、感染的情形，並加強周產期
的保護措施。

4. 照顧母體的健康：不論懷孕或生產後，都要關心母
親的身心健康，預防產後憂鬱症的發生。

兒童期的預防：建立良好規律的生活習慣

到了兒童期，如果發現孩子的人際關係比較敏感、情
緒起伏比較大、不易專注等等，可能就要留意，不要給孩
子太大的壓力、多接納他的狀態，尤其如果擔心發病的危
險性，就不要給孩子過高的期待，針對他的能力來設定標
準就好，不要拿他跟別的孩子比較。

不過，這樣的講法可能引起誤解，我乘機釐清一下。
最近有一個病友問我：「醫師，你不是說不要給小孩太高
的期待嗎？所以我對小孩就很放任，連叫他睡覺、關電
視、刷牙洗臉、不准賴床、要寫功課、要幫忙家務等等一
些日常生活訓練都不敢太要求。但我又有點懷疑，這樣的

醫｜學｜小｜常｜識

什麼是「周產期」？

　　廣義的來説，周產期（peri-natal）就是懷孕和生產前後的過程中，對母親與嬰兒的完整照護。

　　「周產期」這個觀念是近四十多年才出現的。1950年左右的臺灣只有助產士，醫院也尚未有產科或兒科的細分；到了1960年代，才開始有產科、小兒科、小兒加護病房等概念出現；1970年代，醫界希望產科與小兒科攜手合作，提供更完整的醫療服務，才開始有「周產期」一詞出現。

　　1980年代開始，基因學、染色體與產前檢查等概念開始蓬勃發展，又有新的名詞「孕母胎兒醫學」（Maternal Fetal Medicine）出現。這是透過羊膜穿刺、絨毛取樣等技術，來照顧母體與胎兒的健康，尤其是高危險妊娠的產婦。

　　目前在臺灣，周產期醫學跟孕母胎兒醫學都歸屬於產科底下，是越來越受重視的次專科範疇。

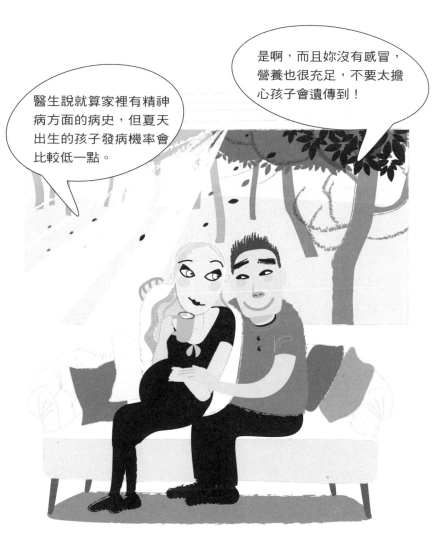

做法對嗎？」

　　其實，剛好相反。所謂「不要有過高的期待」是針對學業、成就、團體表現這些事情，設定的期待要合理，接納孩子的真實能力狀況，不要期待他去跟別的孩子競爭、比較，不要逼迫他跟別的孩子一樣，或者要贏過別人。孩子有他自己的優點和缺點，只要跟自己比較就好，一直保持成長與進步就好，速度可以根據他的能力來調整。

　　但是，在「建立規律生活」這件事情上，就要認真打好基礎、從小培養良好的生活習慣——按時吃飯、睡覺、做功課、保持清潔、整理環境、有能力照顧自己等等——這些方面都要有穩定且明確的規則讓他依循，這對孩子的未來非常重要，尤其是對躁鬱症的患者幫助會很大。

　　我再強調一次：規律的生活作息，對躁鬱症來說非常重要。這類患者的二十四小時周期作息是否穩定，跟未來的發病率或復發率很有關係。如果小時候沒有養成規律的生活習慣，每天晚睡晚起、賴床、不按時上課、亂吃亂喝，長大後發病機率可能就會較高。

　　所以，對孩子不要有過高的期待，意思並不是沒有任何期待，從此就放棄他、不要訓練他了。而是我們必須要訓練他培養良好生活習慣，要能夠照顧自己，擁有學習

的能力,這對他日後的健康有絕大的幫助。但是在課業成就、人際方面,只要盡力、適當就可以了,不必太強求。

青春期的預防:遠離毒品和酒精,以運動減壓

青春期是一個重要的成長階段,由於生理和心理急劇變化,往往也是某些精神疾病好發的年齡,例如思覺失調症、躁鬱症、憂鬱症、飲食疾患、社交焦慮症、物質濫用等。如果家族裡有遺傳因子,更要小心防範疾病的發生。

對待青春期的孩子,最重要的就是要減少不必要的壓力,像是降低學業的標準、容許孩子朝著自己的興趣發展、建立規律的生活作息、鼓勵以運動和接近大自然來減壓、增進家人感情、以傾聽與陪伴的態度來關心孩子的社交狀況和情緒狀態,在適當的時機再給予建議,盡量避免以說教的方式溝通。

特別要提醒的是,絕對要避免孩子使用影響精神狀態的藥品或毒品,如大麻、安非他命、搖頭丸、酒精、香菸等。如果已經有遺傳體質的顧慮,再加上藥物、毒品或酒精的刺激,發病機率會提高非常多倍,這是一定要避免的。不只在青春期需要特別注意,而是整個人生都要盡量遠離這些危險源。

基因檢測的遠景

自從2000年基因定序完成以來，越來越多的基因功能被解讀成功，如今已有超過二千種基因病變的相關疾病被發現，其中，有七百多種疾病已經研發出治療的藥物。在可預見的未來，將有更多疾病可以被治癒，讓患者和家屬看到希望的曙光。

近年來，基因檢測（Genetic Test）的技術也漸成熟，可以從患者的血液中，萃取出DNA，進一步找尋是否有相關的基因變異，提供醫療人員進行遺傳風險與疾病治療上的參考。

2008年，美國《時代雜誌》曾經把這個革命性技術評選為當年度的最佳創新之首（Best Inovation of 2008）。到2012年為止，在美國已有超過八百萬人作過基因檢測。

那麼，基因檢測的技術是否可以應用在精神疾病上？

目前國內的婚前健康檢查、產前檢查、新生兒篩檢，多半是針對單基因遺傳的罕見疾病。至於精神疾病，因為是屬於多基因遺傳模式，可能牽涉到數十個甚至上百個基因的變異和組合，光是要找出到底有哪些致病基因及其致病機轉，仍然是一件很困難的事。因此目前無法透過基因

檢測來得知罹患精神疾病的風險。

不過，如果是罕見的染色體結構性變異所導致的精神疾病，確實可以透過全基因組的CNV掃瞄偵測到。例如孩子若遺傳到或因突變而有染色體22g11.2區域DNA片段的缺失，那麼他罹患思覺失調症的機率，就會比一般人高出數倍。這樣的基因檢測是很有意義的。

只不過，這是屬於罕見的基因變異，目前進行一次CNV檢測的費用，大約是台幣兩萬元。所以除非是高風險家族，一般人並不建議進行這類的檢測。

隨著科技的進步，未來基因檢測絕對有可能更有效地應用於精神疾病的預防。例如目前已經找到一百多個跟思覺失調症相關的單一核苷酸變異（SNP，屬於常見變異）。有科學家預測，隨著研究技術的進展，以及研究人口樣本數的擴大，未來只要能夠累積到約八千個SNP，就可以預測約50%的思覺失調症遺傳率。而八千個SNP的遺傳晶片在製作及檢測上並不困難，這在預防醫學上，將是很大的進展。

基因檢測在精神疾病研究上的難題

醫學界一直懷抱著一個美好的願景：希望能做到預

防醫學，減少疾病的發生。精神醫學也是如此，但目前還沒有辦法。因為多基因的遺傳模式真的很複雜，就算每個致病基因都找到了，但每個基因可能都只貢獻了不到5%的影響力，還要考慮彼此之間的交互作用，還有環境的因素……影響變因實在太多。

此外，目前對精神疾病遺傳基因的研究，還有一個常見的問題，就是每個研究之間常常出現分歧的結果。舉例來說，DISC1基因對某種精神疾病的影響，日本的研究說沒有，美國有些研究說有，臺灣的研究說有，中國的研究又說沒有。針對同一個基因的研究，卻得出不一致的結論，這讓科學界有點困惑。

尤其是針對不同的人口、種族、族群進行研究，往往導致不同的結果，這也是目前科學研究上經常面臨的一個困擾。由於沒辦法互相驗證，所以還沒有找到放諸四海皆準的答案。

由此可見，雖然基因研究的突飛猛進，為全世界帶來樂觀的希望，但是要落實到具體應用的層次，達到個別化醫療的理想目標，還有一段很長的路要走。

基因研究成果
對未來精神醫學可能的影響

展望未來，一旦揭開更多致病基因的奧祕，臨床精神醫療會有什麼改變？我認為有幾個重要的方向很值得期待，但也有可能衍生出一些問題，需要我們深思和探討。

一、以家族為基礎的診斷與治療（family-based diagnosis and treatment）將更被強調

現在，醫師在進行診斷和開立藥物時，通常會先詢問家族病史，若有家人曾經罹患過類似的疾病，他們對某類藥物的治療反應及副作用如何，將是很重要的參考，可以用來評估這種藥物對患者的有效性及可能的副作用。這就是一種以家族為基礎的診斷與治療。

未來，如果能夠確認致病基因在某家族裡的遺傳路徑，特別是有明顯的精神疾病家族能找到家族遺傳的特定罕見基因變異，或是在個人身上找到由突變所造成的罕見基因變異，那麼以家族為基礎的診斷與治療，將可更加落實。

二、個別化醫療的目標將可以實現

　　科學家熱衷致力於基因研究，最主要的目標，就是想要突破治療瓶頸，達到個別化醫療的理想。

　　舉例來說，思覺失調症是一種很複雜的精神疾病，每個患者的症狀都不太一樣，醫師在診斷和開立藥物時，通常需要一段試藥的過程，不一定可以立刻找到最適合患者的藥物。而在試藥的摸索過程中，如果不順利，往往平添患者的痛苦與挫敗感。

　　現在整個醫學界都希望往個別化醫療的方向走，精神醫學當然也是如此。理想上，我們很希望可以針對每個患者獨特的狀況，找出最適合、最有效、最沒有副作用的藥物來治療。

　　現階段我們在開立藥物時，只能根據過往的臨床經驗，去預測患者服用後的治療反應與副作用。例如思覺失調症患者服用新一代藥物可治律（clozapine）之後，通常食慾會增加，如果沒有配合適度的運動和飲食控制，可能導致體重快速上升，引發高血壓或糖尿病等代謝疾病。另

外，有少數（低於1%）的患者會發生白血球低下的情形，嚴重者可能會產生感染，甚至有生命危險。所以我們會建議患者，在服用藥物的初期（十八個月內），最好每週抽血，以隨時檢測白血球數量，防範副作用的產生。

然而這些資訊是來自大量患者使用後的統計數據，是一種平均值，並不一定適用於每一個患者。在臨床應用上，有些患者的副作用很大，有些患者根本沒有副作用，有很大的個別差異。

未來，或許就不需要讓每位患者都承受抽血之苦，只要針對那些對藥物有過敏反應的族群，避開危險藥物即可。若能事先預知患者對藥物的反應，就可以更精準選擇適合的藥物，防範可能的副作用。

這就是藥物基因學（Pharmacogenetics）的功能，可以釐清各種藥物與基因、細胞之間的互相作用，透過這些技術，個別化的治療才有可能實現。

也許有朝一日，我們在選用藥物之前，只要先進行與此藥物相關的一套基因檢驗，便能準確

預測患者用藥的反應與副作用，而大大提升治療效能。

三、新一代藥物將快速發展，增加精神疾病的治癒率

隨著致病基因的發現，致病機轉也會變得清晰，只要能夠在各個致病環節中，發展出足以阻斷疾病進行或惡化的藥物，就可以達到預防的目標。未來，醫師、患者和家屬將可以懷抱著更多的希望，以更樂觀的心態來面對精神疾病。

四、強調早期預防、早期治療的社區精神醫學將更受重視

隨著致病基因的發現，影響基因表現的各種環境因子，例如胚胎時期的病變、生產時的腦部損傷、兒童或成年期的生活事件、物理環境所扮演的角色，也可能逐漸被釐清。

除了致病基因的偵測，還可以透過其他儀器，定期檢查腦部神經系統和內分泌系統的變化，有助於找出高危險群的患者，進行早期預防和早期治療的工作，防範疾病的發生。

也許，未來精神醫療的主要重點不是急性病房，也不是醫院門診，而是以學校和社區為主體

的預防醫學。

　　儘管基因體醫學的發展，代表生物科學的進步，但我相信，不論精神醫學的藥物和治療技術如何改變，始終不變的是醫師與病人之間的支持性治療關係，以及對人性心靈的終極關懷。

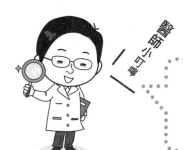

醫師小叮嚀

國內很多醫院的精神科，都有遺傳諮詢的服務，如果對於遺傳問題有困惑，可以主動去求診，跟醫師討論和詢問喔！

【第七章】

精神疾病與遺傳的
常見迷思與問題

精神疾病是遺傳加上環境共同作用而來，
若能建立正確觀念與認知，就能掙脫宿命的枷鎖。

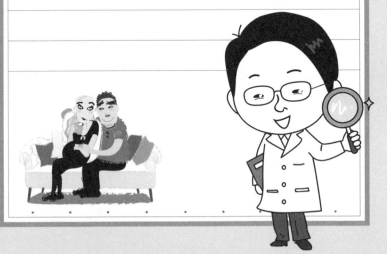

　　經過前面幾個章節的探討，相信各位讀友對於精神疾病與遺傳的關係，已經有了比較清晰的瞭解。接下來，在本書的最後一章，我們就逐一回答大家常見的迷思和困惑，作為本書內容的總整理。

關於精神疾病遺傳的迷思

迷思一：我和配偶都沒有精神疾病的家族史，因此我的小孩絕不會得到精神疾病。

答案：不一定。

　　精神疾病的影響因素很多，可能來自基因遺傳，可能來自基因突變，也可能受環境因素（例如長期情緒壓力）的刺激。一般人口發生思覺失調症或躁鬱症的機率有0.2%~1%，憂鬱症大約有5%~10%，焦慮症有20%左右。所以，就算完全沒有家族病史，還是有可能會罹患精神疾病。

　　此外，精神疾病是屬於多基因遺傳模式，必須達到一定數目的致病基因，才會發病。所以，沒有家族病史並不代表家人身上沒有致病基因，可能只是數量不夠，所以一直沒事。如果有一代，剛好配偶身上也攜帶有一定數量的致病基因，雙方的基因數目加在一起，就有可能生下容易罹患精神疾病的孩子。

　　另一方面是環境因素的影響。例如憂鬱症，有一半以上的機率是生活壓力造成的。越是輕型的精神疾病（如焦慮症、強迫症、恐慌症、精神官能症等），受到環境影響

的機率就越高。現代社會的生活壓力很大，空氣污染、噪音、擁擠、工作和財務問題、親子溝通、學業壓力、情感和婚姻狀況、疾病和死亡、天災人禍……都是重大的壓力來源，所以，現代人罹患精神疾病的比率也不斷在升高。

比方說憂鬱症，在二十年前並不多見，現在卻很普遍，這就是不同年代的環境因素。臺灣的調查數字還算是比較少的，大概是5%~10%，美國的憂鬱症人口則高達15%，所以不同的文化、不同的年代，環境因素不一樣，精神疾病的狀況也會隨之變動。

總而言之，就算沒有家族病史，誰也不能保證精神疾病不會來襲。

迷思二：我的家族有好幾個精神疾病的個案，因此我的小孩罹病機率很高。

答案：不一定。

第一個要釐清的是，家族裡罹患的多半是哪些疾病？

如果是輕型精神疾病或適應障礙症，通常跟遺傳比較無關，而是跟環境壓力有關，所以可能要注意家人間的溝通、生活型態、價值觀、經濟狀況等，盡量減少壓力源。

如果家族裡較常出現的是自閉症、思覺失調症或躁鬱

症，就跟遺傳因素比較有關。

第二，要確認親等遠近。

假設是家族裡的三等親罹病，例如表姊或堂哥的小孩生病，但二等親以內的家人多半健康，這種情況就還好，因為我們跟三等親之間的基因相似機率只有八分之一。

但如果是近親（例如一等親）有嚴重的精神疾病，就要比較小心了。以思覺失調症或躁鬱症為例，若一等親爸爸或媽媽有一方生病，子女的罹病率約是8~12%左右，如果父母雙方都生病，子女的罹病率約是40~50%。如果是兄弟姊妹生病，也是屬於一等親，自己的罹病率約8~10%。這是平均的機率，當然有各種個別差異存在。

此外，還有一個關鍵，是配偶的家族病史。即使自己的家族有明顯病史，但配偶的家族並沒有相關病史，下一代罹病的機率也會降低。

總而言之，家族的親等（遺傳背景）、疾病的類型、配偶的基因組合，都會影響下一代罹患精神疾病的機率。

萬一你發現自己和孩子是屬於高危險群，也不必太過悲觀，最好的預防措施就是要注意防範壓力，培養規律而健康的生活，如注意飲食、睡眠充足、每天適度運動、學習紓壓的技巧，並學習接納自己的強處和短處，根據自己

的能力和性格來安排課業和工作，不要太追求完美、遇到
挫折時要懂得尋找支持系統，不要悶在自己的世界裡孤獨
面對等等。如果能把這些層面照顧好，發病的機率就會大
大降低。

迷思三：我跟配偶的家族都沒有精神病史，孩子卻有精神疾病，一定是突變造成的。

答案：這是有可能的，但機率不高。

首先，還是要看是哪一種精神疾病。輕型精神疾病跟
基因比較沒有關係，主要來自外在環境的壓力，因此與基
因突變比較沒有關係。

如果是自閉症、思覺失調症、躁鬱症，跟基因的關係
就比較大。這有兩種情況，比較常見的是前面講到的，是
肇因於多基因遺傳模式，也許雙方家族中早就潛藏一定數
量的致病基因，只是剛好在這一代累積到足夠發病的基因
數目，加上環境因素，就發病了。

第二種情況是父母親的精卵生成時發生基因突變，其
中染色體的突變與高齡產婦較有關係，而鹼基對的突變則
與高齡父親比較有關。

這兩種情況可能有加乘作用，例如出身高遺傳風險的

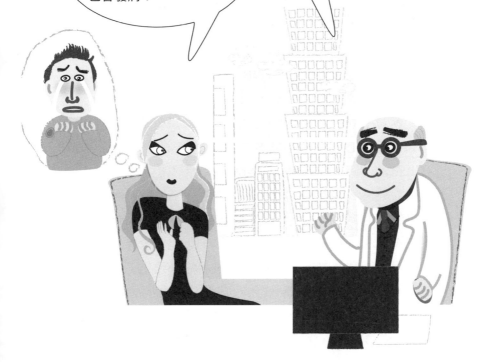

家族，再加上父母親的精卵突變，發病的風險就較高。因此若屬於高遺傳風險的家族，在婚姻與生育計劃上，建議父母雙方都要避免高齡生育，及減少引起精卵突變的環境因素，例如減少放射線、化學物質、環境汙染的暴露等。

迷思四：我是精神疾病的病友，所以我不適合結婚。

答案：要看情況。

同樣的，要先問是罹患什麼疾病？如果是輕型精神疾病，只要適度治療，學會紓壓之道，康復的機率很高。一旦病情穩定或痊愈了，當然可以結婚。

就算是罹患了嚴重的精神疾病，還是有治癒的可能。研究發現，思覺失調症患者透過藥物治療，有30%～40%可以正常生活，包括工作和結婚。當然，也有一些患者的治療效果沒這麼好，可能沒辦法獨立生活。同一種疾病，在每個人身上的嚴重度也會有所差別，不能一概而論。

有些病友說，他很努力康復了，可是大家都對他敬而遠之，不相信他可以談戀愛和結婚，好像烙上一個印記，他只好認命，注定孤單一生。但也有病友的情況剛好相反，沒辦法工作，獨立生活有困難，狀況不太穩定，可是他卻很想要結婚。這兩種狀況要如何回答？

　　我通常的建議是：其實結婚這件事，「要不要」跟「能不能」是不同的問題。

　　前者是關於個人的意願，想不想要有一個自己的家庭跟婚姻；後者牽涉到能力的考量，是否有能力跟另一個人建立親密關係、維繫一個互相關愛、互相支持的穩定婚姻。這是需要認真自我評估的。

　　如果你有家族病史，卻一向很健康；或者，雖然以前發病過，但目前已經痊癒，可以工作賺錢也可以獨立生活，跟人的溝通和相處也沒太大問題，當然是有能力結婚的。但是要不要結婚，就因人而異，端看個人的價值觀和選擇。

　　對某些人來說，婚姻責任的壓力太大了，他不想面對這種負擔，寧可一個人單純過日子。但是，對另一些人來說，親密關係卻是有好處的，因為孤單和寂寞的傷害性更大，穩定的伴侶可以讓他更健康、更快樂。

　　還有些病友說，我只要結婚，不考慮生小孩，因為會擔心家族遺傳問題。這當然也是一種選擇。現在很多年輕人也是這樣，只想找到合適的伴侶攜手一生，但不想生小孩。所以，結婚跟生小孩又是兩件事。

　　總之，每個人的情況都不相同，應該基於對自己的真

實了解，加上對疾病的認識與應對，通盤考慮、認真客觀評估，謹慎作出選擇。

但是，如果一直有疾病纏身，根本沒有能力經營親密關係或為人父母的話，建議就不要往這個方向考慮，而是以學會獨立生活、好好照顧自己為最重要的目標。

迷思五：我的小孩有精神疾病，讓他結婚沖沖喜，有個心理寄託會比較好。

答案：這是古早時期的觀念了，現代的精神醫學不會這樣建議。

面對孩子的精神疾病，父母當然是憂心如焚。不過，首先還是要釐清：罹患的是哪一種精神疾病？嚴重的程度如何？

如果，他是因為失戀或情場不如意，造成了適應障礙症或自律神經失調，這時剛好找到新的戀情，所有症狀通通好了，也算是完美結局。

或者有些年輕人生性害羞、退縮、孤獨，人際關係比較封閉、自信心不足、容易緊張焦慮，導致輕微的憂鬱，也許結婚之後，讓他有了穩定感，親密關係得到滿足，變得自信開朗，當然病就好了。這也是一種可能性。

但是，不要忘了，結婚也往往會帶來壓力。兩個人的生活習慣、價值觀、溝通技巧、姻親之間的人際關係等等，都可能引發衝突和焦慮；生小孩之後，照顧的分工、管教的態度、經濟的負擔等等，這些壓力也可能導致病情的惡化。

　現在還有一種常見的狀況，就是家人安排患者跟外籍配偶結婚。這個問題見仁見智，我看過一些還不錯的個案，但也有不好的案例，所以沒有絕對的定論。

　有些病友不一定有結婚的能力，但在家人的幫助下，還是成立了家庭，幸運的話，娶到很不錯的女孩子，認真照顧家庭、打理家務，還生了兩、三個孩子，雖然孩子罹病的機率高一點，但患者的父母親覺得很欣慰，有下一代就有新的希望，整個家庭也因此有了快樂的笑容。這樣正面的例子並不是沒有。

　但是，也有些家庭的狀況並不順利，可能平白花了一筆錢，卻空歡喜一場，或是結婚後不久，女方就受不了跑掉，讓患者全家添增一份新的心理創傷，反而得不償失。

　所以，患者有沒有能力結婚？這樣做是否真的對他有幫助？都需要很實際去評估。外籍配偶也是一個獨立的個體，也有追尋幸福的夢想和權利，在評估的時候，必須把

這一點也考慮進去。

　　總之，以前的民俗觀念，會有「沖喜」或「找個伴來照顧他」的做法，這在現代社會已經不合時宜。因為，婚姻的品質牽涉到雙方的幸福，如果在明知沒能力結婚的情況下，卻偏偏要這樣做，可能傷害到另一個人的幸福，這並不是恰當的選擇。

迷思六：既然精神疾病與遺傳有關，我已經生了小孩，未來會不會發病，都是天注定，我什麼也不能做。

答案：不是的，事情沒有這麼悲觀。

　　精神疾病確實會有遺傳現象，但是，在這本書裡我一再強調，世界上沒有百分之百的遺傳疾病，一切都只是機率。大家不要以為講到遺傳就是天生的、命定的、無能為力的！其實遺傳有各種可能性，即使如前面提到的「珍奈四胞胎」案例，每個人的病程和預後也都不一樣。

　　請不要忘記，絕大多數的精神疾病，都受到環境因素的影響。一個基因健康的孩子，遇到惡劣的成長環境，也有可能會生病；相反地，一個帶有致病基因的孩子，如果父母認真地照顧和鼓勵，給予尊重支持和接納，孩子有可能保持健康不發病；就算出現症狀，病情也比較容易緩解

和減輕。但如果家人沒有好好對待,病情和病程就有可能
變得更糟。

以思覺失調症為例,就算一等親罹病,自己的罹病率
大概有8%到12%,換句話說,有88%~92%的機率是可以
不發病的。知道這個數字之後,應該好好思考,有哪些環
境因素是可以改善的,有哪些方法可以降低發病的機率。

在醫院的門診中,我常常看到有些家屬很用心,就算
孩子病情不輕,也總是不放棄希望。這些家屬的努力真的
讓人很感動,非常值得鼓勵。

作為一位醫師,我從不覺得患者是沒有希望的,我們
一定有什麼事可以做,尤其生活環境裡可以改善的因素太
多了,總是要努力試看看。

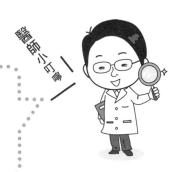

醫師小叮嚀

關於精神疾病的遺傳,一般人有
很多的誤解和迷思,如果有機
會,最好跟醫師討論,建立正確
觀念,以免平白添增沒有必要的
壓力。

　　我在前面說過，「個別化醫療」是醫界未來發展的目標，但其實，「個別化的照顧」有很多家屬都已經在做了。患者喜歡什麼、不喜歡什麼；什麼事會刺激他、如何讓他平靜下來；遇到某個情況，最好怎麼處理和反應……針對每一個患者進行深度的瞭解和周全的照顧，是醫師做不到的事情，但許多家屬每天都在做了，而且做得很不錯，我經常都要跟家屬學習，才知道原來要這樣對待病友，才是最好的方法。

婚姻及家庭計畫中常見的問題

問題一：我本身健康，但近親家人有明顯的精神疾病，會不會影響婚姻？

　　如果有家族病史，但自己很健康，當然是可以結婚的。但是，有兩個常見的情況，可能會影響到結婚與否的考量。

　　第一種情況是，如果近親（父母或兄弟姊妹）有嚴重精神疾病，沒辦法獨立生活，他／她必須承擔起照顧一輩子的責任，這種情況當然要與結婚對象充分溝通，看對方是否可以接受這樣的情況，體諒這一份對待家人的心意。如果對方無法接受，可能就會影響到雙方結婚的意願。

　　第二種情況是，有人由於家中有近親罹病，在成長的過程中看見患者發作的痛苦，或者經歷了跟患者相處的困難、了解照顧病人的辛酸，因而造成了心理上很深的創傷，對精神疾病有難以克服的恐懼和無奈。所以，只要下一代有一丁點遺傳的機率或風險，他／她都不願意承受這一份可能性，因此堅決不生育小孩。如果結婚對象無法接受這一點，可能也會影響到婚姻。

　　針對這樣的心靈創傷，其實是可以透過心理諮商和治

療,重新整理這一份經驗,以放下主觀的恐懼,學習以比較客觀的方式來看待遺傳的可能性,以及發病的機率。經過治療之後,最後要如何決定,當然還是見仁見智,但至少希望把心中的重擔卸下,不要讓這一份創傷和痛楚,影響未來的人生。

問題二:有家族病史或個人病史,結婚前要告知對方嗎?

如果你曾經發病,確定有個人病史,最好要告訴對方,否則可能會涉及法律問題。對方如果認定你未善盡告知的責任,以此理由要訴請離婚,民法上是可能成立的。

所以,最好婚前就坦誠相告,在對方可以接受的前提下,一起攜手走入婚姻,對方也比較懂得如何照顧你,而且夫妻雙方可以開誠布公一起討論生兒育女的風險和相關問題。

如果自己沒有生病,只是有家族病史,就比較不牽涉到法律問題,要不要主動告知對方,全看個人的價值判斷和選擇。

夫妻之間要保留多少祕密,並沒有絕對的標準,你可以自己評估。如果擔心日後對方發現會引起爭吵,因而一味隱瞞,讓自己在提心吊膽的壓力下過日子,可能也不

是一種好的選擇。所以，這個問題需要花一點時間認真衡量，做出讓自己放鬆、安心的最好決定。

問題三：如果擔心遺傳問題，要做什麼特別的婚前健康檢查嗎？

現在健康檢查和基因檢測的技術越來越進步，不過目前還不包括精神疾病，因為它們多半沒有辦法用儀器檢驗出來。

如果真的很擔心，可以到各大醫院的精神科或遺傳諮詢門診進行會談，請求協助。

遺傳諮商在進行風險評估的時候，也會將光譜性疾病一併考慮進來。例如我們之前提到躁鬱症經常跟憂鬱症和高情緒活力個性一起出現，如果一方家族裡有憂鬱或高情緒活力個性的傾向，有可能帶著較多的躁鬱症潛在基因，雖然目前還沒有人發病，但最好還是特別小心。

這種光譜性疾病的相關問題，一般人不太會注意到，但遺傳諮詢醫師會提醒，鼓勵雙方家庭預作防範，盡量避開日常環境裡的致病因子，讓自己和下一代保持健康。

問題四：精神病友能不能生小孩？小孩得病機率是多少？可以產前診斷嗎？

　　一般而言，思覺失調症和躁鬱症的病友，若配偶沒有同樣的疾病，小孩罹病的機率大約8%~12%；若對方同樣是病友，下一代的罹病機率大約是40%。

　　這樣的數據是不是夫妻雙方願意承受的風險？答案其實很主觀的。有人可能覺得10%的機率並不高，因為這表示有90%的機率是沒事，但也有人認為就算只有10%的風險，也無法承受。這是價值選擇的問題，需要彼此開誠布公的討論，建立共識，以免日後引發爭吵或歧異。

　　不過，在臨床上，如果夫妻雙方都是病友，醫師通常比較不建議生小孩，因為40%的機率真的還滿高的，可能性將近一半。萬一生下的孩子同樣罹病，父母有沒有能力照顧這個孩子？照顧孩子的壓力會不會讓父母的疾病復發？這些都是要慎重考慮的問題。

　　此外，目前的產前檢查並無法診斷出胎兒是否有精神疾病。如果已經懷孕了，要有充足均衡的營養；要按時接受產檢，尤其是要注意胎兒腦部的發展。最好的態度是放寬心懷，歡喜迎接新生命的誕生。懷孕期若能保持好心情，對胎兒的健康也會大有幫助。

問題五：我想要生小孩，是否可以早期預防，降低發病的機率？

當然可以。

前面一再提到，精神疾病的發生，並不完全由遺傳決定，後天環境也有很重要的影響力，而這正是我們可以努力改善的。

以思覺失調症和躁鬱症的病友為例，如果想要生小孩，最好有妥善的生育計劃。首先，建議在精神狀況最穩定、精神科藥物的使用量較低的時候，才準備懷孕。孩子的出生月份最好在春天到秋天，避免在冬季出生，如前一章所述。

一旦懷孕，就要做詳細的產檢，為了防止懷孕期的子宮內感染，盡量不要出入公共場所，避免跟流行性疾病的患者接觸。在周產期和出生時，特別注重母體的營養調理和子宮的保健，避免胎兒出現缺氧和腦傷的問題。

孩子誕生之後，若能在教養方式、家庭氣氛的和樂融洽、親子關係的穩定性、居家生活的健康與規律等方面都一步步做好預防，絕對可以減少發病的機率。

如果發現孩子具有敏感或脆弱的特質，父母就要更注意環境刺激的因素，盡量降低壓力源，容許孩子依照自己

的進度,適性發展。例如在幼兒期和兒童期,注意動作和認知的發展,降低孩子的壓力;在學童期,注意孩子的人際關係發展,並給予適當支持和協助;在青春期,避免酒精、香菸、大麻和安非他命等藥物的使用;在踏入社會職場後,注意工作壓力的調整,降低對自我完美主義的要求等等。

在臨床上,確實看到許多孩子經過父母的調整和細心照料,隨著生理和智能的日漸成熟,嬰幼兒期的一些症狀就消失了或減輕了。這樣的進展對父母來說,當然是很大的鼓舞。

如果孩子在嬰幼兒時期就開始出現異常或古怪的現象,例如不肯跟人互動、異常敏感、容易哭鬧、注意力不集中、語言或肢體發展過度緩慢等,就需要提早注意,主動到醫院檢查診斷,不要掉以輕心。

假如經過診斷,確定孩子有發病的跡象,更要把握幼兒發展的黃金期,進行早期療育,提供適當的輔助、引導和訓練,對孩子的未來一定會有幫助。

問題六：懷孕期間使用精神科藥物，是否對胎兒產生不良影響？

首先要瞭解目前使用的藥物是屬於哪一級？

藥物在懷孕期的安全分類，一般分為五級，A級：安全，沒有危險。B級：在人類身上沒有危險。C級：不排除危險。D級：已證明有危險。X級：孕婦禁止使用。

目前比較常見的精神科藥物多半屬於C級，有些安眠藥物是D級，而鋰鹽（Lithium salts）、帝拔癲（Depakine）、悠樂丁（Eurodin）等則是屬於X級，研究證實可能導致畸胎。

懷孕初期的前三個月，藥物對胎兒的影響最大，所以醫師通常會建議能不用藥物是最好，或至少改為最低劑量。某些長效型藥物，如百憂解或長效針劑，最好在計劃懷孕的前一、兩個月，就逐漸減藥或停藥，將更為安全。

但是，如果不使用藥物，而使得懷孕期的精神狀況不穩定，對胎兒也可能有不良影響。這是利弊之間的衡量。這時，一定要跟醫師討論，若要繼續服用藥物，盡量將藥物轉換為B級或C級藥物，並盡量在不影響精神狀況下減少劑量，以降低危害風險。

至於父親使用精神科的任何藥物，對胎兒並沒有影

響。請放心。

另外還有一個產婦關心的問題：服用精神科藥物可以餵母乳嗎？

針對哺乳安全的精神科藥物，也有分級，L1級，最安全；L2級，安全；L3級，中度安全；L4級，可能有風險；L5級，禁止使用。

雖然有這樣的分級參考，但是在臨床上，一般我們還是建議在服用精神科藥物期間，盡量不要哺育母乳。

最後一點提醒：如果本來有服用精神科藥物，生產過後，精神科藥物最好繼續服用，因為產後賀爾蒙改變，加上身體復原及照顧孩子的多重壓力，是精神疾病容易復發的危險因子，建議維持用藥，以確保安全。

【結語】

家族間流傳的故事

　　身為精神科醫師，在臨床上最困難回答的問題之一，就是精神疾病會不會遺傳。面對憂心忡忡的病友和家屬，我們一方面必須提醒可能的風險，一方面又要提供正向的支持與希望，不要讓患者的家庭陷入悲觀無奈的宿命論。這樣的訊息要如何適切傳達，確實不太容易。

　　透過本書的說明，相信各位讀友已經了解，精神疾病的遺傳非常複雜，沒有絕對的定論，也不是三言兩語可以說清楚的。既然牽涉到機率，就有各式各樣的可能性存在，也因此衍生出各種悲歡交織的家族故事。

　　在本書的最後，我想跟各位分享兩個故事。

　　第一個故事的主角，是多年前在醫院遇見的趙伯伯。他是一位頭髮斑白的老父親，帶著小兒子來到精神部看診。他向醫師抱怨，小兒子最近又不肯吃藥了，成天自言自語、四處遊蕩，他費了好大一番力氣，才把小兒子帶到

診間，希望醫師可以安排小兒子住院。

　　小兒子順利住院之後，趙伯伯總算鬆了一口氣，搖頭苦笑說，家中還有一個大兒子，從年輕時就被診斷出有精神疾病，但是卻不願承認自己生病，也不肯吃藥，即使因為症狀發作而被迫治療，只要稍有好轉就會自行停藥，因此病情一再復發。

　　趙伯伯沒辦法，只好每天偷偷的把藥滴在食物中，已經連續滴了二十年，大兒子一直不知情。幸而透過藥物的控制之後，大兒子的病情一直很穩定，可以正常上班，養活自己。

　　說到這裡，趙伯伯嘆了一口氣說：「我年紀這麼大了，不知道還能幫他滴藥多久。哪天我走了以後，這兩個兒子該怎麼辦？……」

　　幾年之後，再次在醫院見到這位老父親。我關心問起他兩個兒子的情形，他說，小兒子病情一直不穩定，目前仍住在慢性病房；令人高興的是，大兒子已經願意自己吃藥了。

　　「事情是這樣的。我一年前得了癌症，腫瘤科醫師說，情況不樂觀，大概只剩半年壽命。我想了想，決定鐵了心腸告訴大兒子真相──這二十年來，我一直偷偷滴

藥，他才能保持穩定，好好工作和生活，不然就會像弟弟一樣，住在醫院裡，好幾年都出不來。」趙伯伯苦口婆心跟他說，「反正我現在得了癌症，只剩半年不到的壽命，未來，你要不要乖乖吃藥、想要選擇什麼樣的人生，就看你自己了。我已經幫不了你。」

沒想到這樣一席話，讓大兒子恍然大悟，開始願意為自己負起責任，主動按時服藥。讓趙伯伯大感欣慰。

幸運的是，趙伯伯的壽命，居然遠遠超過醫師的預期，目前仍健在。或許是因為他將兩個兒子安排妥當，總算卸除了長久以來的精神負荷，心安之後，身體居然也好轉了。

雖然，趙伯伯心中還是有所牽掛，畢竟，老父親不能陪兒子一輩子，如果大兒子能夠結婚生子，擁有自己的家庭，做父親的就可以更安心、更了無牽掛。但是，他又擔心，萬一孫子也遺傳到精神疾病，這不是更害苦了兒子嗎？……

因此，趙伯伯並不強求，只求兩個兒子可以平安過一生，他的心中就充滿感恩了。

第二個故事的主角，是一位猶太裔的癌症病人。

歐菲特是一位腫瘤科醫師，也是遺傳諮商師。有一

天，一位六十多歲的猶太婦女前來求診，她幾年前曾罹患乳癌，目前正為治療末期的卵巢癌而受苦，她希望進行乳癌的基因檢測（註：當時乳癌基因BRCA1已被發現，而有一種突變常出現在猶太人身上。BRCA1基因也被證實會增加卵巢癌的罹病機率）。

歐菲特擔心她有不切實際的期待，因此向她說明，基因檢測對於末期癌症的治療並沒有太大幫助。婦人點點頭說，她完全明白。她沒有子女，唯一的妹妹在二次世界大戰時死於納粹大屠殺中。

這讓歐菲特更困惑了，既然她沒有任何親人，不必擔心遺傳的問題，進行基因檢測到底有何意義？

她帶著苦澀的微笑說，她想要知道自己是不是帶有猶太基因突變。因為，她這輩子一直都很注意健康，生活作息也很正常，現在卻被嚴重的癌症纏身。她想要找出這個悲慘狀況的原因。如果，這一切都是因為基因惹的禍，那她就可以釋懷，因為那表示這並不是她的錯，而是來自她無法改變的、冥冥之中的未知與命運。

透過這個檢驗結果，也讓她可以將自己的苦難與妹妹的受苦連在一起，讓她不致如此孤單。因為，一切都是上帝的安排，她們都沒做錯什麼，因此可以無憾且無愧地，

平靜接受死亡的命運降臨。

　　每一個家族疾病，都有屬於自己的故事。面對遺傳的機率與未知，我們仍然可以繼續努力，在命運之前，活出生命的強韌與光彩。

【附錄】

延伸閱讀

- 《他不知道他病了:協助精神障礙者接受治療》(2003),哈維亞・阿瑪多,
  安娜麗莎・強那森(Xavier Amador,Anna-Lisa Johanson),心靈工坊。
- 《未來的基因體醫療:從基因標靶藥物,到實現個人化醫藥》(2013),
  中村祐輔,麗文文化。
- 《圖解遺傳學》(2012),黃介辰、馮兆康、張一岑,五南。
- 《實用精神醫學(第三版)》(2011),李明濱,國立臺灣大學醫學院。
- 《基因與心智:精神疾病遺傳學》(1983),莊明哲、凡美達,健康。

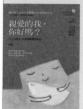

親愛的我，你好嗎？

作者從高二到大學時代，一直受苦於「快速循環型躁鬱症」，痊癒之後，她勇敢發表生病時期的日記、給親友和醫生的信件，呈現靈魂風暴中的內心世界。

思瑪⊙著　　　ST012 / 248頁 / 定價260

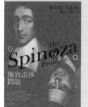

斯賓諾莎問題

★媒體報導：自由時報

當代精神醫學大師歐文亞隆的哲學家三部曲，氣勢磅礡之最終篇，精采問世！

歐文‧亞隆⊙著
易之新⊙譯　　　ST013 / 448頁 / 定價420

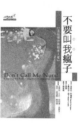

不要叫我瘋子

【還給精神障礙者人權】

★文榮光、王行、李明濱、沈楚文、金林、胡海國、陳珠璋聯合推薦

本書是為精神障礙患者和家屬的權益而寫，是國內第一本為精神疾病患者及家屬高呼不平、伸張人權的自助書。

派屈克‧柯瑞根、羅伯特‧朗丁⊙著
張葦⊙譯　　　SH001 / 368頁 / 定價380

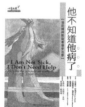

他不知道他病了

【協助精神障礙者接受治療】

★文榮光、沈楚文、金林、胡海國、陳珠璋聯合推薦

為「缺乏病識感」患者的家屬及專業醫護人員所寫的實用自助書，清晰易懂，在文字之間充滿細心的感情。

哈維亞‧阿瑪多、安娜麗莎‧強那森⊙著
魏嘉瑩⊙譯　　　SH002 / 232頁 / 定價250

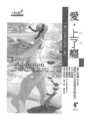

愛，上了癮

【撫平因愛受傷的心靈】

★行政院衛生署國民健康局「2004健康好書」心理健康類首獎！
★張曼娟紫石作坊「優紫／質良品」年度推薦
★朱衛茵、孫中興、謝文宜 聯合推薦

伊東明博士⊙著，廣梅芳⊙譯，王浩威⊙策劃
顏薇玲⊙審閱　　　SH003 / 320頁 / 定價280

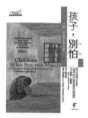

孩子，別怕

【關心目睹家暴兒童】

這本書是為了所有關心幼童的人而寫。不論政府部門或是相關輔導人員，都可以將這本書當作入門參考書，以減少盲目的摸索，迅速領會到幫助受害兒童的竅門。

貝慈‧葛羅思⊙著，劉小菁⊙譯
洪素珍⊙審閱　　　SH004 / 200頁 / 定價240

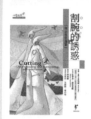

割腕的誘惑

【停止自我傷害】

★行政院衛生署國民健康局『2004健好書』心理健康類首獎！
★洪素珍、李開敏、黃心怡推薦

以深入淺出的專業觀點，協助個案開「重建」與「療癒」的歷程。

史蒂芬‧雷文克隆⊙著，李俊毅⊙譯
王浩威⊙策劃審閱　　　SH005 / 288頁 / 定價3□

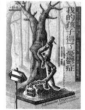

我的孩子得了憂鬱症

【給父母、師長的實用指南】

父母和師長更藉本書了解青少年憂□症，協助孩子進行治療，帶著信心陪同孩子邁向快樂健康成人的道路。

法藍西斯‧孟迪爾⊙著，陳信昭、林維君⊙譯
王浩威⊙策劃　　　SH006 / 368頁 / 定價3□

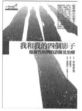

我和我的四個影子

【邊緣性病例的診斷與治療】

邊緣人格的傾向，其實觸及人性宿命的弱點，諸如害怕寂寞、內心茫然空虛、以及極端的情緒，每個人都曾有過；它乍看很神秘，但透過它，可讓我們對人類的深層心理有更深刻的體會。

平井孝男⊙著，廣梅芳⊙譯
顏薇玲⊙策劃　　　SH007 / 320頁 / 定價3□

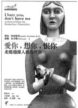

愛你，想你，恨你

【走進邊緣人格的世界】

★張玨、許文耀 聯合推薦

第一本以通俗語言介紹邊緣人格的專書，具有不容忽視的重要位置，不只可作為專業人士參考，更可為患者、家屬、社會大眾打開一扇理解之窗，減輕相處過程中的挫折與艱辛。

傑洛‧柯雷斯曼、郝爾‧史卓斯⊙著
邱約文⊙譯，王浩威⊙審閱、導讀
SH008 / 272頁 / 定價300

親密的陌生人

【給邊緣人格親友的實用指南】

★蔡榮裕、張凱理、周勵志 聯合推薦

專為邊緣人格親友所寫的實用指南。書中提出明確的策略和實際的做法，教導邊緣人格親友如何有效面對、處理邊緣人格者的種種異常行為，並照顧好自己。

保羅‧梅森‧蘭蒂‧克雷格⊙著，韓良憶⊙譯
王浩威⊙審閱　　　SH009 / 328頁 / 定價350

躁鬱症完全手冊

★行政院衛生署國民健康局「2007健康好書‧閱讀健康」心理健康類推介獎
★《今日心理學》雜誌好評推介、破報新書介紹

帶你理解躁鬱症的成因、癥狀與醫療方式，及躁鬱症對兒童及青少年的影響…

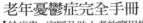

福樂‧托利、麥可‧克內柏◎著
丁凡◎譯
湯華盛◎審閱　　SH010/448頁/定價500

老年憂鬱症完全手冊
【給病患、家屬及助人者的實用指南】

★廖榮利、孫越、黃正平、胡海國、王浩威、陳韺推薦

本書以平實易懂的文字，為關心老年憂鬱症的讀者提供完整實用的豐富資訊。

馬克‧米勒、查爾斯‧雷諾三世◎著
李淑珺◎譯、湯華盛◎審
王浩威◎策劃，台灣心理治療學會◎合作出版
SH011/288頁/定價320

酷兒的異想世界

國內第一本介紹酷兒青少年成長需求的心理專書，是父母和師長的教養手冊，也是專業助人者的實用指南。

琳達‧史東、費雪、雷貝卡‧哈維◎著
張引瑾◎譯　　SH012/328頁/定價380

原來，愛要這麼做

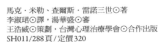

本書為身陷無性婚姻深淵、吃盡苦頭的夫妻指引一條明路。書中提出一套循序漸進的做法和實用的技巧，是一本顧生理與心理兩大層面、觀點周全且深入淺出的「性愛大全」。

巴瑞‧麥卡錫、艾蜜莉‧麥卡錫◎著
廖婉如◎譯　　SH013/288頁/定價320

是躁鬱，不是叛逆

由美國躁鬱症權威醫師、心理治療師聯手寫作，閱讀本書可了解青春期躁鬱症的種類、症狀，了解如何在藥物和心理治療間找到平衡，以及認識發病的早期跡象、尋求和學校有效合作的可能。

大衛‧米克羅威茲、伊利莎白‧喬治◎著
丁凡◎譯　　SH014/352頁/定價380

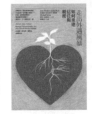

走出外遇風暴
【如何重建信任與親密】

★外遇療癒終極聖經

外遇似乎是愛情的絕症。但其實，危機也可以是轉機，外遇是伴侶重新鞏固感情的絕佳機會。

珍妮絲‧亞伯拉罕‧史普林、麥可‧史普林◎著
林婉華◎譯　　SH015/336頁/定價350

哭泣的小王子
【給童年遭遇性侵男性的療癒指南】

★第一本專門為男人而寫的經典之作

本書關注曾經遭遇亂倫或性侵的男性受害者，探討性虐待所造成的影響，了解成年男性倖存者的痛苦、需求、恐懼和希望，以及尋找從中復原的方法。

麥可‧陸◎著，陳郁夫、鄭文郁等◎譯
洪素珍、林妙容◎審閱
SH016/384頁/定價400

愛我，就不要控制我
【共依存症自我療癒手冊】

梅樂蒂‧碧媞，可說是自我成長類書籍的教主。25年前，她讓全世界認識了「共依存」這個詞，今天，她以本書澄清人們對於共依存症的誤解，也發現了共依存行為如何轉變，為新世代提供了通往身心健康的指引。

梅樂蒂‧碧媞◎著
蘇子堯、許妍飛◎譯　　SH017/288頁/定價320

陪孩子面對霸凌
【父母師長的行動指南】

面對霸凌，我們不必過度恐慌。因為，霸凌是學來的行為，它同樣可透過學習而修正、改變。霸凌包含了三種角色：小霸王、出氣筒、旁觀者。本書更追本溯源，探討家庭環境對孩子性格的影響，以及學校該如何輔導處置。

芭芭拉‧科婁羅索◎著
魯宓、廖婉如◎譯　　SH018/264頁/定價280

教我如何原諒你？

全書以豐富的個案故事，涵蓋親子、師生和夫妻之間的背叛傷痕；擺脫陳腔濫調，在原諒和不原諒之間，呈現動態的連續光譜。充滿力量的嶄新觀點，讓受苦雙方跳出漩渦，踏上真誠和解之路！

珍妮絲‧亞伯拉罕‧史普林、麥可‧史普林◎著
許琳英◎譯　　SH019/336頁/定價360

MentalHealth 012

臺大醫師到我家・精神健康系列

精神疾病的家族密碼：談精神疾病與遺傳基因
Family Code of Psychiatric Disorders: Talking about
Psychiatric Disorders and Genetics

作　　者—劉智民（Liu, Chih-Min）

總 策 劃—高淑芬
主　　編—王浩威、陳錫中
合作單位—國立臺灣大學醫學院附設醫院精神醫學部
贊助單位—財團法人華人心理治療研究發展基金會

出 版 者—心靈工坊文化事業股份有限公司
發 行 人—王浩威　　　總 編 輯—王桂花
文稿統籌—莊慧秋　　　主　　編—黃心宜
文字整理—黃憶欣　　　特約編輯—王祿容
美術編輯—黃玉敏　　　內頁插畫—吳馥伶

通訊地址—106 台北市信義路四段53巷8號2樓
郵政劃撥—19546215　　　戶名—心靈工坊文化事業股份有限公司
電話—02）2702-9186　　　傳真—02）2702-9286
Email—service@psygarden.com.tw
網址—www.psygarden.com.tw

製版・印刷—中茂分色製版印刷事業股份有限公司
總經銷—大和書報圖書股份有限公司
電話—02）8990-2588　　　傳真—02）2990-1658
通訊地址—242台北縣新莊市五工五路2號（五股工業區）
初版一刷—2015年10月　ISBN—978-986-357-028-8　定價—240元

國家圖書館出版品預行編目（CIP）資料

精神疾病的家族密碼：談精神疾病與遺傳基因／劉智民作.
-- 初版. -- 臺北市：　心靈工坊文化，2015.10
　　面；公分（MentalHealth；12）（臺大醫師到我家. 精神健康系列）
　　ISBN 978-986-357-028-8（平裝）

　　1. 精神疾病　2. 遺傳密碼

415.98　　　　　　　　　　　　　　　　　　　104004385

心靈工坊 書香家族 讀友卡

感謝您購買心靈工坊的叢書，為了加強對您的服務，請您詳填本卡，
直接投入郵筒（免貼郵票）或傳真，我們會珍視您的意見，
並提供您最新的活動訊息，共同以書會友，追求身心靈的創意與成長。

書系編號─MH 012　　　書名─精神疾病的家族密碼：談精神疾病與遺傳基因

姓名　　　　　　　　　　是否已加入書香家族？ □是　 □現在加入

電話（O）　　　　　　（H）　　　　　　手機

E-mail　　　　　　　　　　　　生日　　年　　月　　日

地址 □□□

服務機構（就讀學校）　　　　　　職稱（系所）

您的性別─□ 1. 女　□ 2. 男　□ 3. 其他

婚姻狀況─□ 1. 未婚□ 2. 已婚□ 3. 離婚□ 4. 不婚□ 5. 同志□ 6. 喪偶
□ 7. 分居

請問您如何得知這本書？
□ 1. 書店　□ 2. 報章雜誌　□ 3. 廣播電視　□ 4. 親友推介　□ 5. 心靈工坊書訊
□ 6. 廣告 DM　□ 7. 心靈工坊網站　□ 8. 其他網路媒體　□ 9. 其他

您購買本書的方式？
□ 1. 書店　□ 2. 劃撥郵購　□ 3. 團體訂購　□ 4. 網路訂購　□ 5. 其他

您對本書的意見？

封面設計　　　　　□ 1. 須再改進　□ 2. 尚可　□ 3. 滿意　□ 4. 非常滿意
版面編排　　　　　□ 1. 須再改進　□ 2. 尚可　□ 3. 滿意　□ 4. 非常滿意
內容　　　　　　　□ 1. 須再改進　□ 2. 尚可　□ 3. 滿意　□ 4. 非常滿意
文筆／翻譯　　　　□ 1. 須再改進　□ 2. 尚可　□ 3. 滿意　□ 4. 非常滿意
價格　　　　　　　□ 1. 須再改進　□ 2. 尚可　□ 3. 滿意　□ 4. 非常滿意

您對我們有何建議？

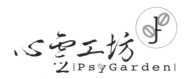

心靈工坊
S|PsyGarden|

10684 台北市信義路四段 53 巷 8 號 2 樓
讀者服務組　收

免　貼　郵　票　　　　　（對折線）

加入心靈工坊書香家族會員
共享知識的盛宴，成長的喜悅

請寄回這張回函卡（免貼郵票），
您就成為心靈工坊的書香家族會員，您將可以——

隨時收到新書出版和活動訊息
‥‥‥‥‥‥‥‥‥‥‥‥‥‥‥‥
獲得各項回饋和優惠方案
‥‥‥‥‥‥‥‥‥‥‥‥‥‥‥‥

廣　告　回　信
台北郵局登記證
台　北　廣　字
第　1143　號
免　貼　郵　票